JN302903

小児の状態別
スキンケア・ビジュアルガイド

監修 **国立成育医療研究センター看護部**
責任編集 **村松 恵**（国立成育医療研究センター 皮膚・排泄ケア認定看護師）

中山書店

●執筆者一覧

◎監修
国立成育医療研究センター看護部

◎責任編集
村松　恵　　国立成育医療研究センター　皮膚・排泄ケア認定看護師

◎執筆者（執筆順）
村松　恵　　　国立成育医療研究センター　皮膚・排泄ケア認定看護師
野﨑　誠　　　国立成育医療研究センター　感覚器・形態外科部皮膚科　医師
藤野　明浩　　慶應義塾大学医学部　　　　小児外科　医師
奥田　裕美　　国立成育医療研究センター　皮膚・排泄ケア認定看護師
小倉　百合　　国立成育医療研究センター　リハビリテーション科　理学療法士
川口　洋子　　国立成育医療研究センター　看護師
田島明日香　　国立成育医療研究センター　看護師
藤田　友紀　　国立成育医療研究センター　看護師
阿部知佳子　　国立成育医療研究センター　新生児集中ケア認定看護師
釼持　瞳　　　国立成育医療研究センター　がん化学療法看護認定看護師

序文

　小児看護の現場では，小児の特徴や発達段階に則した，小児看護特有の技術があります．その一つひとつについて，基本となる知識を理解し，観察・評価をしながら適切に実践できるよう，技術を習得していくことが必要です．つまり小児看護特有の「技」が求められます．

　知識として学んだ看護技術を臨床の現場で「技」として活かしていくために，技術習得のための教育プログラムなどがありますが，一方，日常の看護実践を通して先輩から後輩へ受け継がれる「技」もあります．

　看護の世界では，皮膚をケアする＝清潔ケア（スキンケア）を行うと認識されており，毎日行う看護技術の一つです．スキンケアは皮膚を健康に保つための"清潔""保護"を中心に行われており，看護の基本ともなっています．しかし，毎日当たり前のように行うスキンケアについて，意義を深く考え実践していることは少ないように思います．

　また清潔のためのスキンケア以外に，創傷ケア，ストーマケア，胃瘻，気管切開部などのケアが実践されています．こうしたケア実践のなかで，看護師は日々，皮膚トラブルに遭遇し，解決策を考えながらケアを実施しているのではないでしょうか．このような場合，トラブルに対処するだけでは根本的な解決にならず，予防を含めた対策を考え，実施することが重要です．そのためには，基本的な皮膚の知識，スキンケアの知識を深く理解することが必要となります．

　近年，日本は超高齢化・少子化社会へ突入し，総合病院，大学病院でも小児病棟が縮小され，成人病棟のなかの一部に小児患者が存在する施設などが増えています．このような現状において，小児に特化した「技」は伝承されにくく，皮膚のケアについても，さらに学びにくい状況となっているように思います．

　本書は，当センターの皮膚・排泄ケア認定看護師，村松 恵が自ら実践するスキンケアの「技」を小児看護に携わる多くの皆様と共有したい，そんな熱い思いから生まれました．そして村松と思いを同じくする仲間たちが協力しています．作成にあたっては，できるだけわかりやすいよう，卒業したばかりの新人看護師さんにもすぐ活用していただけるよう，ケアのポイントをまとめるとともに，写真・イラストを用いて解説しています．

　子どもたちや家族を支え看護を実践する皆様に，また疾患と闘っている多くの子どもたちに，本書が少しでも役に立てることを願っています．

　　平成24年6月吉日

　　　　　　　　　　　　　　　　　　　　　　　国立成育医療研究センター
　　　　　　　　　　　　　　　　　　　　　　　副院長・看護部長　石井由美子

CONTENTS

執筆者一覧——ii

序文——iii

1章 小児のスキンケア

- 小児のスキンケアがなぜ必要か……………村松 恵　2

2章 おさえておきたい基礎知識

1. 皮膚の構造（小児と成人の違い）……………野﨑 誠　10
2. 創傷の治癒過程……………藤野明浩　16
3. 皮膚症状の見方……………野﨑 誠　23

3章 おむつケア

- おむつ皮膚炎とスキンケア……………村松 恵　30

4章 褥瘡ケア

1. 褥瘡リスクアセスメント・ケアの実際……………奥田裕美　40
2. 小児の褥瘡予防とポジショニングの実際……………小倉百合　54

5章 ストーマケア

- ストーマの基礎知識とスキンケア ……………………………… 村松　恵　64

6章 瘻孔のスキンケア

- 1 胃瘻を要する疾患と胃瘻造設術 ……………………………… 藤野明浩　80
- 2 胃瘻を造設している患児のスキンケア ………… 川口洋子，田島明日香　86
- 3 気管切開をしている患児のスキンケア ……………………… 藤田友紀　96

7章 特別な治療が必要な患児のスキンケア

- 1 新生児（NICU入室児）のスキンケア ……………………… 阿部知佳子　102
- 2 化学療法中の患児のスキンケア ……………………………… 釼持　瞳　107
- 3 医療用テープの選択・使用方法 ……………………………… 奥田裕美　115

索引 …………………………………………………………………………… 121

1章 小児のスキンケア

■ 小児のスキンケアがなぜ必要か

小児のスキンケアが なぜ必要か

なぜ保湿が必要か

小児の皮膚の特徴

- 赤ちゃんの皮膚はみずみずしくすべすべで，やわらかくて弾力があり，キメも整っていることから，雑誌などでは理想的な皮膚の代表のように取り上げられている．
- 小児の皮膚は成人に比べ，構造的・機能的に未発達で，薄くてやわらかく，刺激を受けやすい状態にある．皮膚の厚さは幼児では成人の1/2程度しかなく，16歳でほぼ成人と同様の厚さになるといわれている[1]．
- ヒトの肌は硬いケラチンタンパク質でできている角質細胞で覆われているが，触るとやわらかく感じるのは角質層に約30％の水分が含まれているからである．ヒトの肌は十分な水分を含んでこそ，肌のハリ，なめらかさ，やわらかさを維持することができる．
- 皮膚のうるおい（水分量）は，①皮脂，②天然保湿因子（NMF），③角質細胞間脂質（セラミド）という3つの物質によって一定に保たれている．角質層に保持されている水分は皮脂膜が2～3％，天然保湿因子が17～18％，残りの約80％がセラミドである．
- これら3つの物質が加齢などの原因で減ってしまうと，角質層の水分も減少し，皮膚がひどく乾燥した皮脂欠乏症になることがある[2]．
- 皮脂腺分泌機能は，性ホルモンの支配を受けているため，小児期の皮脂量が著しく少なく，角質層が常に乾燥状態にある[3]．

> **Point**
> ◎つまり，みずみずしく見える子どもの皮膚は新生児を過ぎたあとから皮脂が減少し，思春期までは乾燥肌であることがわかる．

角質層の水分保持機能とバリア機能

- 角質層は外界からさまざまな有害物質が皮膚を通して体内に侵入することを防ぎ，皮膚のバリア機能という重要な役割を担っている．
- 角質層には水分保持機能もあり，皮膚表面を覆うこの薄い膜がバリア機能として十分はたらくように維持されている．
- 角質層の水分が減少すると角質の弾力がなくなり亀裂が生じやすくなり，バリア機能が損なわれる．
- また皮膚の乾燥は皮膚の痒みの原因となるが，掻把は角質層の損傷を引き起こし，バリア機能がさらに損なわれる．

> **Point**
> ◎このように角質層が十分に水分を保持していることが，皮膚のバリア機能を維持するうえで重要である．このバリア機能を維持するうえで必要なケアが洗浄・清潔，保湿，保護である．

看護師がスキンケア（清潔ケア）について正しい知識をもつ重要性

看護におけるスキンケアの意義

- 皮膚の清潔を保持することは，身体的側面，心理・社会的側面において意義がある．
- 身体的側面では，①細菌繁殖の防止，②皮膚表面をなめらかに保つ，③皮膚水分の保持，④脂溶性でない物質の体内侵入の阻止，などがあげられ，皮膚粘膜，体表面の機能や関連器官の機能を正常に保ち，感染を予防する．
- 心理的側面では，清潔行為を行うことで清潔感を抱き，回復力を高めることなどがあげられる．
- 社会的側面では，身だしなみを整えることで，対人関係の導入を円滑にする．
  → 清潔を保つことは心身の健康と深く結び付いており，看護における援助技術においても重要な位置をしめている．清潔行為は誰もが日々行っている行為であるが，入院している子どもにおいては，清潔行為を看護師に委ねていることが多い．

いつからどんなスキンケアを行うか

- 小児の皮膚に対しては，その未熟性を補うために日常的に適切なスキンケアが必要であるが，小児期の子どもに保湿を行う母親はほとんどいないのが実情である．
- 一方で，生後1か月までには乳児の脂漏性皮膚炎が起こり，生後2か月頃から，アトピー性皮膚炎がはじまる．定点における乳児の湿疹発生率は2〜4割と報告されており[4]，母親の育児不安の一因ともなっている．
  → 洗浄剤，保湿剤も多く市販されているが，時期や皮膚の状況に合わせて使い分けている母親は少なく，その指導は患者や家族に一番近い看護師が行うべきである．

スキンケアの方法（洗浄・清潔，保湿，保護）

洗浄・清潔

- 皮膚新陳代謝の結果として，油性の汚れが多く，皮脂と混合しているため，通常は石けんを使用し，油性の汚れを乳化させることにより皮膚表面から汚れを除去する．
- 洗浄剤は汚れのみを選択的に除去することはできないため，皮膚をコーティングしている皮脂膜も除去してしまうことに注意しなければならない．また，角質層をこすることが皮膚を清潔にすることではないことも理解しておく必要がある．

注意
- こする行為は皮膚のバリア機能を損なう行為にしかならないことを理解して，ケアしなければならない．

1) 泡のはたらき

- 洗浄剤を用いる際は，十分泡立てて，表皮に付着した汚れを泡で包みこんで除去することが大切である．
- 界面活性剤のはたらきの一つに，起泡という作用がある．洗浄は，固体と液体の間の界面で起きる現象だが，泡立ちは液体と気体の間の界面

で起きる現象のため，洗浄と泡立ちは直接には関係がない．しかし，一般に臨界ミセル濃度以上（洗浄力を発揮できる濃度）で最もよく泡立つということから，よく泡立つ濃度では十分な洗浄力があるといえるため，泡立ちの程度は洗浄力の目安になるといえる．
- また，泡にはなめらかな表面から汚れ（特に固体の粒子汚れ）を吸い取って包み込むはたらきや，泡は軽くてなかなか流れ落ちないため，少ない洗浄液を広い面積につけることができる，などの利点がある．

2）皮膚表面の環境

- 皮脂膜は汗と皮脂（皮脂腺から分泌される脂）が混ざり合ったもので，天然のクリームともいわれている．天然の油膜として肌の表面を覆うことで，水分の蒸発を防ぐとともに，摩擦抵抗を減らし，表面をなめらかにしている．
- また，皮膚表面には，表皮ブドウ球菌，アクネ菌などの常在菌が存在するが，この常在菌によって脂質が分解され遊離脂肪酸（FFA）となり，皮膚が弱酸性に保たれ，病原性細菌やカビの寄生を防いでいる[5]．
- 生後2～3か月までの乳児は皮膚分泌物が活発な時期であり，皮脂量は成人と同様に比較的高値である．また，界面活性剤である石けんの脱脂作用は水に比べて大きいことなどを考慮すると，乳児湿疹などの皮脂に関連した皮膚トラブルを有する乳児には，石けん洗浄が望ましいと考えられる．
- 皮膚トラブルを有する乳児の皮膚洗浄前の水分量は30％以上に保たれているにもかかわらず，表皮はpH6.0以上の者が多くいることがわかった．このことは皮膚トラブルを有する乳児は表皮の感染防御機能が好適環境に保たれていないことを意味している．よって，表皮酸性度を好適状態に改善させる洗浄法や感染対策が重要である[6]．
- 『褥瘡予防・管理ガイドライン』では，「褥瘡治療促進のために褥瘡周囲皮膚の洗浄には弱酸性洗浄剤を用いること」を推奨している[7]．褥瘡周囲皮膚の弱酸性洗浄剤による洗浄実施前後の褥瘡治療期間を比較した調査では，すべてのステージで洗浄剤使用群が短く，ステージⅡの褥瘡の治癒率は，非洗浄群より1.79倍の改善がみられ有意差が得られている[8]．

3）石けんと合成界面活性剤

- ボディ洗浄剤の皮膚への刺激は界面活性剤が大きく関与している．界面活性剤は大きく分けて「石けん」と「合成界面活性剤」に分けられる．
- 石けんは脂肪酸の金属塩であり，昔から使用されてきたこともあり，安心感や天然のイメージが大きい．石けん成分はアルカリ性で，すすぎ時にスカム（水道水中のCaやMgイオンを結合してできる水不溶性の石けんカス）が皮膚に吸着残存する．石けんで洗浄したあとの皮膚のきしみ感やさっぱり感はスカムの残存によるものであり，スカムは角質層のバリア機能の回復を妨げることが知られている[9]．
- 合成界面活性剤は，天然保湿因子や角質細胞間脂質の溶出を抑制し，スカムの生成，皮膚への吸着残存も少ないといわれている．また，合成界面活性剤は弱酸性にできることも重要なポイントである．

⭐ 保湿

- 赤ちゃんは胎脂を身につけて生まれてくる．胎脂は羊水の中では保護剤として働き，出生直後の環境においてはすぐれた保護剤としてはたらく．しかし，1～2日で胎脂はなくなってしまう．出生後数か月は皮脂分泌が活発な時期を迎えるものの，天然保湿因子は少なく，部分的にはドライスキンになる．
- その後，思春期を迎えるまでは皮脂分泌は少な

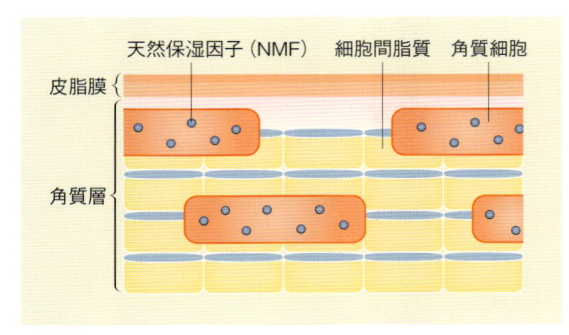

❶ 天然保湿因子（NMF）と角質細胞間脂質

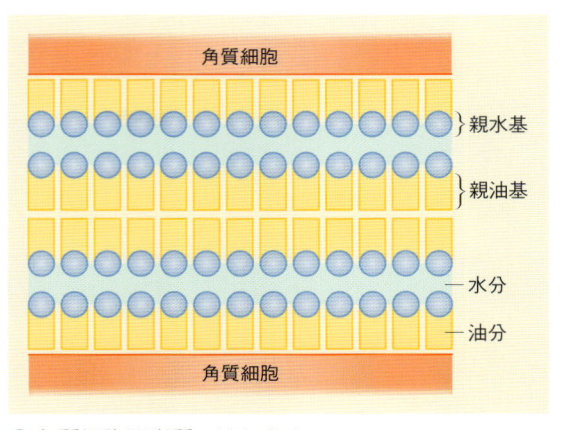

❷ 角質細胞間脂質のはたらき

い状態で，ドライスキンになりやすくなる．このような小児の皮膚には，洗ったり，拭いたりした後に，角質層に必要な成分を補う保湿ケアが必要である．

1）天然保湿因子（NMF）
- 天然保湿因子は，NMF（natural moisturizing factor）と略される．ケラチノサイト（角化細胞）が角化する過程でタンパク質から作り出され，水分と結合する性質があり，アミノ酸，尿素，乳酸，塩基類などで構成されている．
- 水分を吸着する性質が強く，水分を角質層に供給し，柔軟性と弾力性のある角質層の性質を保つ役割を担っている（❶）．

2）角質細胞間脂質
- 角質細胞の構造は，よくレンガとセメントに例えられる．
- 角質細胞（レンガ）同士を角質細胞間脂質（セメント）が結びつけることで，内部の水分蒸発を抑え，外部の刺激から守るという役割がある．角質細胞間脂質は水を抱える親水基と脂質としての性質をもつ親油基があるが，水分層と脂質の層が交互に重なる形のため，脂質二重層状構造（ラメラ構造）となり，❷のように水分を挟み込んでいる．
- 水分層と脂質の層が交互にあることで，まさに水も漏らさぬしなやかな防御壁になっている．また比熱の高い水分層は，温冷刺激に対しても，すぐれた緩衝材となる．

- 角質細胞間脂質はケラチノサイトの角化の過程で作られる脂質で，その成分はスフィンゴ脂質の仲間「セラミド類」が半分を占め，遊離脂肪酸，コレステロール，コレステロールエステルなど複数の脂質で組成されている．
- セラミドには6つのタイプがあり，保湿に関係あるのはタイプ2とタイプ1で，タイプ2のセラミドは水分を保持する役割を担っている．角質層の特徴の1つ，バリアとしてのはたらきをすると考えられているタイプ1のセラミドは，必須脂肪酸のリノール酸が含まれている[4]．

3）保湿剤の種類と特徴
- 保湿剤にはさまざまな種類と特徴があるが，それらを理解して活用することが重要である．
- 保湿剤には，水分の蒸発を抑制し，角質水分量を増加させる「エモリエント効果」があるものと，成分自身が水と結合して蒸発を防ぐ「モイスチャライザー効果」があるものがある．
- 保湿剤の成分の特徴が理解しやすいように，経皮吸収機能と分子量の関係について説明する．

経皮吸収機能と分子量
- 皮膚には経皮吸収機能があり，皮膚外用薬はこの機能を利用している．そして，経皮からの吸収は分子量500を超えると難しいと考えられている[10]．
- 尿素の分子量は60であるため，経皮吸収は良

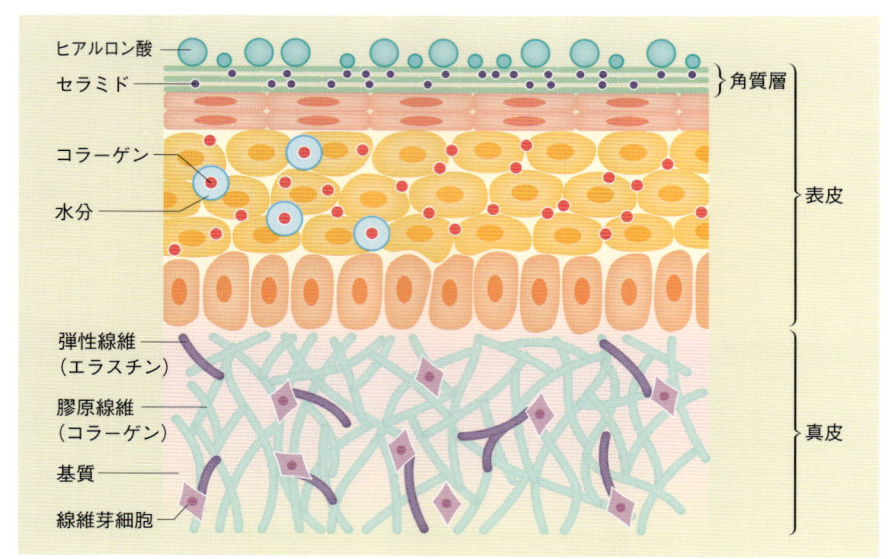

❸ 保湿に影響する成分とそのメカニズム

好である．尿素製剤の特徴は高い浸透圧作用であり，皮膚に尿素が浸透すると水分は皮膚から尿素へ移動する．尿素製剤の刺激が強いのはこの高い浸透圧によるものである．この特徴から，尿素製剤は肥厚した角質層に水分を与える目的で使用する．

- ヘパリン類似物質は，分子式は存在しないため分子量の該当はないが，良好な経皮吸収を示し，血管壁を経て血管に入り血流を促進させる作用がある．この特徴から，ヘパリン類似物質製剤は血行促進により皮膚への栄養を改善する目的で使用する．使用の際には，出血傾向のある患者には注意が必要である．
- 医薬部外品や化粧品の保湿剤に代表させるセラミドやコラーゲン，ヒアルロン酸の分子量はどの程度であるか．セラミドの分子量は565.5，コラーゲンは10万〜30万，ヒアルロン酸は200万〜800万であり，それぞれ皮膚に浸透できる500を超えている．セラミドの分子量は500を超えているが，ドライスキンでバリア機能が低下している状態では皮膚透過率が高くなるため，吸収されると推測される．
- 角質層に多量の水分が供給されて膨張しても皮膚透過率が高くなる．入浴直後に保湿剤の塗布が推奨されるのはこのためである．よって，入浴後にセラミドを塗布することでも吸収されると推測される．そして，コラーゲンやヒアルロン酸は分子量が大きくこのままでは吸収されない[11]（❸）．

★ 保護

- 『褥瘡予防・管理ガイドライン』によると，皮膚を保護するスキンケアには2つある．1つ目は「尿・便失禁がある場合，洗浄剤による洗浄に加えて皮膚保護クリームを肛門から臀部範囲の皮膚に用いること」，2つ目は「骨突出部位にポリウレタンフィルムドレッシング材，すべり機能付きドレッシング材を貼付すること」[7]とある．
- 尿失禁，便失禁がある臀部には，おむつ装着により高温多湿の環境にある．また，排泄物の付着による化学的な刺激，頻繁な洗浄・拭き取りによる機械的刺激が加わり，皮膚のバリア機能

は低下する．
- 便の付着を防ぐ方法として，撥水クリームや皮膚被膜剤の使用を検討する．また，拭き取りによる機械的刺激を軽減させるために，ベビーオイルや肛門清拭材を使用する．
- 仙骨部など便や尿で汚染されやすい部位には，フィルムドレッシング材で保護することが望ましい．通気性があるため，皮膚が浸軟しにくい．
- 粘着性のあるドレッシング材を使用するときは，その下に滲出液を閉じ込めてしまう可能性があるため注意が必要で，その可能性がある場合はすみやかにドレッシング材の種類を変更する．

（村松　恵）

●文献
1) 山本一哉：小児の皮膚．小林　登ほか編．新小児医学大系（40A）．小児皮膚科学Ⅰ．中山書店；1983. p.11.
2) 宮地良樹：臨床医のためのスキンケア入門．先端医学社；1997. p.140.
3) 桑原千裕，荒谷義光，荻野泰子ほか：小児における皮脂量および角質水分量．日小皮会誌 1992；11（1）：27-32.
4) 髙橋元次：皮膚と香粧品　乾燥に対するスキンケアの実際とその効用．MB Derma 2000；40：48-57.
5) 稲垣美智子：皮膚・粘膜・毛髪の解剖整理とそのメカニズム．NURSING 1997；17（4）：65.
6) 古田祐子，安河内静子：皮膚トラブルを有する生後3カ月未満児の表皮PH・水分量・皮膚温の皮膚洗浄前・後の変化．母性衛生 2010；51（2）：320-328.
7) 日本褥瘡学会編：褥瘡予防・管理ガイドライン．照林社：2009. p.54-73.
8) Konya C, Sanada H, Sugama J, et al.：Does the use of a clearnser on skin surrounding pressure ulcers in older people promote healing? J Wound Care 2005；14（4）：169-171.
9) Warren R, Ertel KD：Hard water. Cosmet Toilet 1997；112：67-74.
10) 大谷道輝：スキルアップのための皮膚外用剤Q＆A．南山堂；2005. p.84-85.
11) 石川　環：スキンケア．褥瘡会誌 2011；13（2）：100-108.

2章 おさえておきたい基礎知識

1. 皮膚の構造（小児と成人の違い）
2. 創傷の治癒過程
3. 皮膚症状の見方

1 皮膚の構造（小児と成人の違い）

皮膚の解剖・生理

- 皮膚は人体の中で最も大きく，重い臓器．
- 皮膚そのものの重さは3kg，皮下組織（皮下脂肪）も含めると9kg．
- また面積も成人では約 $1.6\,m^2$ ＝畳1枚分．
- 皮膚の厚さは部位により異なる．最も厚い部位では4mm，薄い部位でも1.5mm程度．
- 皮膚の厚さは栄養状態により大きく変化する．
- 皮膚は人体の表面をくまなく覆い，外界と人体とを隔てる，いわゆる「壁」である．
- 家の「壁」にも屋根があり，窓があり，アンテナがあるように，皮膚もただの一枚の膜だけではなく，多彩な機能を示す「部品」が存在する．
- 次項からはそれぞれの「部品」とその機能を述べる．

大人の皮膚の特徴

- 皮膚は大きく「（狭義の）皮膚」（⇔家の壁）と「皮膚の付属器」（⇔家の窓，アンテナなど）に分けられる．
- 家の壁も一様ではなく，中に防音材や断熱材が含まれるように「（狭義の）皮膚」は表面から順に表皮，真皮，皮下組織に分けられ，それぞれ機能が分けられる．
- 「皮膚の付属器」には脂腺，汗腺，毛，爪などがあり，皮膚にさまざまな機能を付与している（❶）．

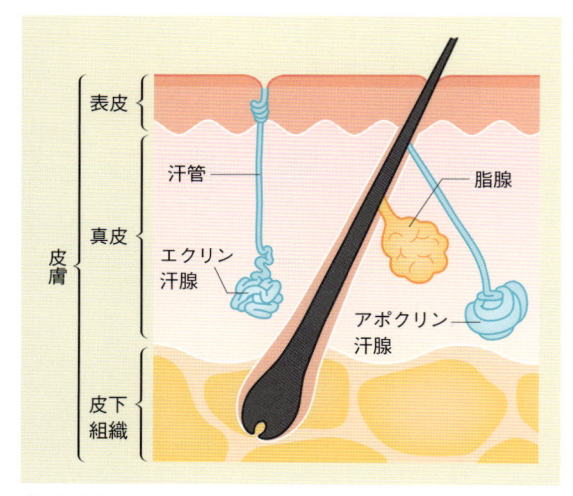

❶ 皮膚断面図

★（狭義の）皮膚

- 体の表面から，つまり表皮，真皮，皮下組織の順に説明する．

1）表皮

- ほとんどは角化細胞から構成される．わずかに色素細胞も存在．
- **皮膚の角化細胞は，表面からさらに角層（角質層），顆粒層，有棘層，基底層に分けられる**（❷）[1]．
- 色素細胞は独自の機能を発揮する．

角層（角質層）

- 厳密にはすでに死んだ細胞から構成．最終的に

1 皮膚の構造（小児と成人の違い）

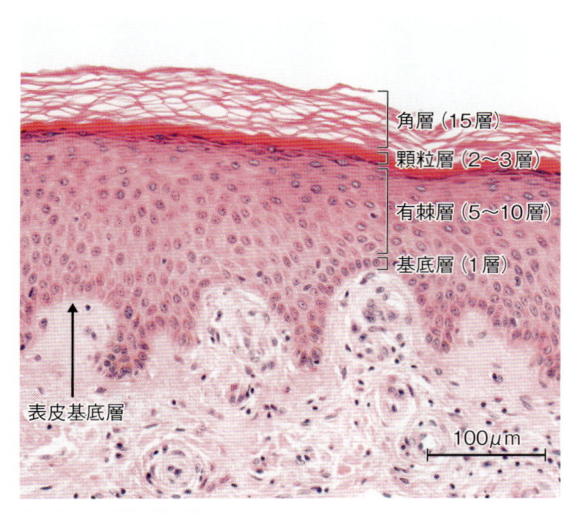

角層（15層）
顆粒層（2〜3層）
有棘層（5〜10層）
基底層（1層）

表皮基底層

100μm

❷ 皮膚の構成細胞
（清水　宏：あたらしい皮膚科学．第2版．中山書店；2010．p.3[1]より）

は垢となり脱落．

- **角層は角化細胞とその間を埋める細胞間脂質から構成**（「煉瓦とモルタル」に例えられる）．細胞間脂質にはいわゆるセラミドや天然保湿因子（NMF）などが含まれる．
- 生体と外界を境界する，いわゆる「バリア機能」としてはたらく．
  - →そのため，外界からの化学分子は生体内に浸透しない．逆に生体内からの水分の蒸発も防止．
- 外傷・湿疹により角層の機能が低下すると水分蒸発量は増加し，外界の化学物質による感作リスク（かぶれ）も増加．
  - →皮膚の状態を観察し，皮膚バリア機能を推測することが重要．
- アトピー性皮膚炎や小児の乾燥肌では皮膚バリア機能が低下し，トラブルとなる．
  - →保湿剤を外用することで，皮膚バリア機能の改善を図ることが重要．

顆粒層，有棘層，基底層

- すべて生きた角化細胞から構成．
- **角化細胞は基底層で生まれ，基底層→有棘層→顆粒層→角層と皮膚の表面に向かいながら角化**

する．
  - →創傷治癒のときには，基底層の角化細胞が残存するかは治癒速度の面から重要．

色素細胞

- 色素細胞は角化には関与せず，基底層にとどまる．
- メラニンを産生し，周囲の角化細胞に提供することが役割．
  - →皮膚の紫外線防御に関係し，皮膚の癌化を防止．
- 色素細胞の数やその活性により皮膚の色調が変化する．
  - →創傷治癒後，一時的に皮膚色調が変化しうる．

2）真皮

- 真皮は多くの間質成分とその他の細胞成分から構成（❸）．
- 間質成分で最も多いのは膠原線維（コラーゲン）．非常に強靭な線維であり，伸展に抵抗し，皮膚を支持する．
- 次いで多いものは弾性線維（エラスチン）．強靭さはないが，弾力性に富む．
  - →皮膚の弾力性は膠原線維と弾性線維の数により決まる．
- その他の間質成分としては，糖タンパクやプロテオグリカンなど（ヒアルロン酸などが含まれる）．水分の保持や線維の支持として作用．
- 細胞成分では，線維芽細胞（膠原線維・弾性線維・タンパク質生成），組織球・肥満細胞（免疫担当）がみられ，また血管・リンパ管・神経も多く存在．
  - →末梢血流は交感神経により調整され，体温保持に関与．
- 神経には知覚神経，自律神経が存在．
  - →触覚，圧痛覚，振動を検知．

3）皮下組織

- 真皮と筋肉（筋膜）の間に存在する組織．
- 中性脂肪の貯蔵，寒冷の遮断，熱産生などが主な機能．積極的な機能はない．

❸ 真皮の構造

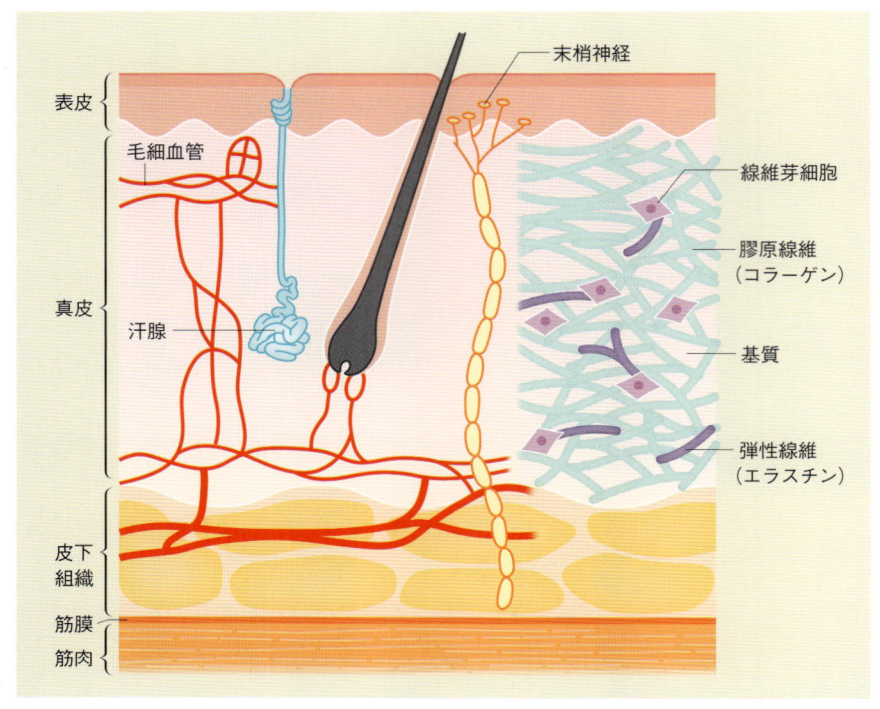

- 圧による衝撃を緩和し，下部に伝達しない機能もある．
- ←褥瘡の好発は皮下組織の少ない所．
- 脂肪細胞とその間の結合組織性の隔壁から構成．

皮膚付属器

- 皮膚付属器の厳密な定義はない．
- (狭義の) 皮膚以外に皮膚を構成する要素．
- 脂腺，汗腺，毛，爪などから構成．

1) 脂腺

- 脂腺は皮脂を分泌する (❹)．
- 皮脂はトリグリセリド，ワックスエステル，スクアレンなどからなる．
  - →体表で加水分解され，遊離脂肪酸となる．
  - →汗と混合し皮膚表面に膜を形成．
- 皮脂膜は弱酸性であり，殺菌作用あり．また水分蒸発の抑制や皮膚保護作用あり．
- **性ホルモンの分泌量により，皮脂分泌量と脂腺形態が決定する．**
- 特に顔面に多く存在．
  - →顔面のスキンケア方法を検討するうえで重要な要素．

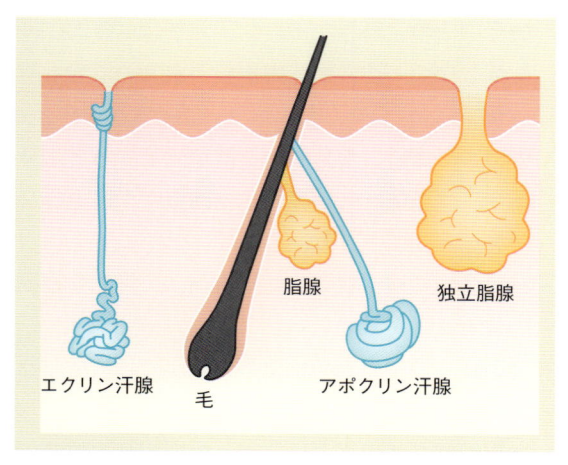

❹ 脂腺と汗腺の構造

2) 汗腺

- 汗腺はほぼ全身に分布するエクリン汗腺と，腋窩や外陰部，外耳など部分的に存在するアポク

❺ 毛器官の構造

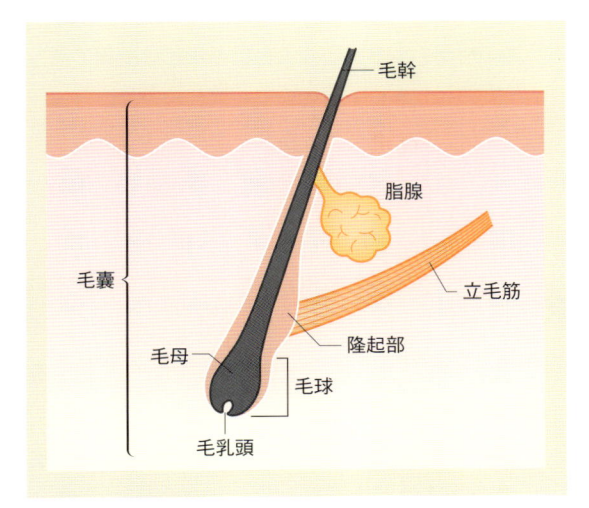

❻ 爪の構造

リン汗腺に分けられる（❹）．

エクリン汗腺
- 独立して皮膚に存在．
- 真皮下層から皮下脂肪にかけて分泌部が存在，コイル状に皮膚開口部まで巻く．
- 汗の中にはIgAや各種サイトカインが存在．
  →非特異的感染防御に作用．
- 発汗は温熱刺激が誘因．
  →体温調節に関与．
- 精神的緊張や味覚刺激でも発汗は誘発．

アポクリン汗腺
- 哺乳類の芳香腺が退化したもの．小児期にはほとんどないが，思春期に発達．
- 真皮下層から皮下脂肪にかけて分泌部が存在，毛包に開口する．
- 汗は無臭，粘稠．
  →体表で皮膚常在菌により分解され，臭気や色が出る．
- 発汗は情緒刺激が誘因．
  →機能は不明．性機能に関与か．

3）毛器官
- 毛器官は毛とそれを取り囲む毛囊から形成（❺）．
- 知覚補助や寒暖からの保護．特に頭部では光線や外力からの保護機能がある．

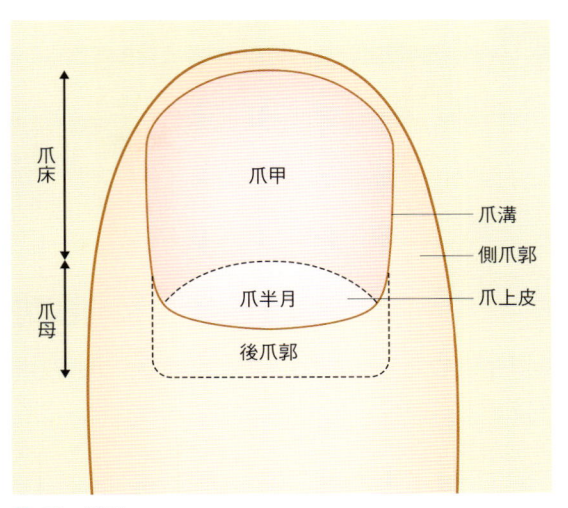

  →眉毛，睫毛は空気中の埃や汗が目に入ることを防止．陰毛や腋毛は摩擦から皮膚を保護．
- 毛囊は皮膚に対して斜めに存在．一部は隆起している．
- 隆起部には立毛筋が付着．その上に脂腺，アポクリン汗腺が開口する．
- 隆起部には皮膚幹細胞が存在．
  →上皮化は創辺縁と毛孔周囲より始まる．
- 立毛筋は平滑筋の束．
- アドレナリンにより収縮．寒冷や驚き，恐怖などの情動ストレスが誘因．
  →収縮により毛は垂直方向に立つ．いわゆる「鳥肌」．

4）爪
- 爪＝爪甲（狭義の爪）＋爪母，爪郭，爪床（周囲組織）から形成（❻）．
- 爪甲は爪母と爪床で作られ，一日約0.1 mmずつ伸長．
  →6〜12か月で爪は生えかわる．
- 指趾先端部腹側にかかる力を分散する機能．
  →先端保護，荷重分散，触覚鋭敏化に関与．
- 爪の存在により指先の形が整えられる．
- 掻破も爪の重要な役割（異物，壊死の除去作用）．
  →爪切りや爪のケアは掻破対策として重要．

> **Point**
> ◎皮膚付属器は一度失われると再生されることはない．
> ◎特に広範囲の潰瘍形成後はたとえ皮膚が再生されても付属器は再生されないため，皮膚の機能や整容面は元に戻ることはない．後述するが組織の損傷の度合いを知るということは皮膚の再生の速さを推測するということでもあり，特に皮膚付属器の機能がどこまで残るかを判定する意味からも重要なことである．

小児の皮膚の特徴

- 「子供は大人のミニチュアではない」のは皮膚も同じ．
- 肉眼的には似ていても，微細な構造や構築，機能の面で異なることもある．
- また，小児においても早産児，新生児，乳児，幼児，学童，思春期とそれぞれ大きく変動する要素が存在．
  →特に早産児では皮膚トラブルの誘因として皮膚の未熟性がある．

★（狭義の）皮膚

- 小児は表皮，真皮，皮下組織いずれも成人より薄い．早産児 0.9 mm，小児 1.2 mm，成人 2.1 mm．
  →主に真皮と皮下組織の厚さが異なる．
- 小児から成人への皮膚の成熟は主に思春期に行われる．男児は 13〜18 歳，女児は 10〜20 歳頃．
- 小児，特に新生児や乳児では部位による皮膚の厚さは変わらないが，成人では部位により皮膚の厚さに差が出る．

1）表皮

- 表皮の厚さは小児 0.04 mm，成人 0.05 mm と差はないが，早産児は 0.02 mm と薄い．
  →角層が小児・成人の約 15 層に対し，早産児は約 5 層のため．

角層（角質層）
- 小児は成人より角化細胞は小さく，形態的にも不規則．成人の「ハニカム構造」に比べ，小児はより構造的に脆弱．
- 小児は成人より細胞間脂質，セラミド，皮脂の量が少なく，皮膚バリア機能が弱い．
  →小児の皮膚は成人より乾いており，乾燥もしやすい．

顆粒層，有棘層，基底層
- 小児と成人の顆粒層，有棘層，基底層の構造には大きな差はない．

色素細胞
- 新生児期は色素細胞のメラニン合成能は小児・成人に劣る．

2）真皮

- 真皮に多く存在する線維成分は新生児では成人に比べ量，構造ともに未熟．年齢とともに成熟．
- 真皮―表皮接合部の接着タンパクは早産児では少ないが，新生児以降は十分に存在．
  →早産児は小さな刺激で水疱を形成．

3）血管・神経系

- 血管系は胎生 7 か月時にはおおむね完成．
- 真皮浅層の血管ネットワークは新生児期には未完成．
  →生後 3 か月目で成人と同様になる．それまでは新生児独特の赤みを呈する．「赤ちゃん」の由来．
- 神経系も新生児期には未完成．無髄神経の細いネットワークのみ存在．
  →新生児・乳児期には痛みに対する反応は弱い．皮膚トラブルの発見が遅れる原因の一つ．

皮膚付属器

1）脂腺
- 皮脂分泌量は性ホルモンにより決定され，ダイナミックに変化する．
  - →スキンケアは時期により大きく変化させる必要がある．
- 早産児は皮脂分泌は少ない．
- **新生児から生後3か月までの乳児は皮脂分泌量は多く，皮脂も発達する．**
  - ←第一次性徴のため．
- 生後3か月目以降思春期までは脂腺は萎縮し，皮脂分泌も少ない．
- 第2次性徴以降脂腺は拡大し，皮脂分泌も増加する．
  - →男性は40歳代，女性は20歳代をピークとし，その後徐々に皮脂分泌は減少．
- 減少率は男性が女性よりも低い．
  - →ざ瘡（にきび）や脂漏性湿疹の頻度，重症度に反映．

2）汗腺

エクリン汗腺
- 形態的にはすでに新生児期に完成．
- 早産児では生後7日，新生児は生後数日で発汗開始．
  - ←神経系のコントロールが未熟なため．
- その後の汗の分泌量は成人と同程度．
- 汗腺は増加することはない．
  - →密度は小児＞成人．そのため小児は相対的に大量に発汗しているようにみえる．
  - →衣服による汗の吸収率も低下している．
  - →汗疹（あせも），皮膚の浸軟（ふやけ），テープによる皮膚剥離（テープ負け）などの原因．

アポクリン汗腺
- 新生児期にはすでに完成されている．

3）毛器官
- 早産児から新生児期には胎毛は全身にみられる場合がある．
- 胎毛は細くやわらかい軟毛．一度脱落し，その後硬毛が出現．
- 毛の太さは小児から成人になるにつれ増加．

4）爪
- **小児の爪は薄く弱い，年齢とともに徐々に厚く・硬くなる．**
- 成長速度も年齢とともに増加．
  - →しかし，爪甲の長さも年齢とともに増加するために，**爪の見かけの伸び方は乳幼児期に最も早く感じる．**
  - →乳幼児は頻繁に爪を切る必要がある．
- 乳幼児から2, 3歳頃までは爪が平坦化し，辺縁が反り返ることがある（匙状爪またはスプーンネイル）．
  - →荷重のかかり方の変化であり，正常．

（野﨑　誠）

●文献
1）清水　宏：あたらしい皮膚科学．第2版．中山書店；2010. p.3.

2 創傷の治癒過程

傷の深さ（再生治癒と瘢痕治癒）

- ヒトの組織は傷つくと修復（創傷治癒反応）が始まるが，創の深度により治癒過程が異なる．
- 体表においては，真皮浅層までの浅い創の場合は，再生治癒が始まる．また真皮深層以上に達する深い創（皮下脂肪組織，筋膜，筋肉，骨など）の場合には，瘢痕治癒過程に入る（❶）．

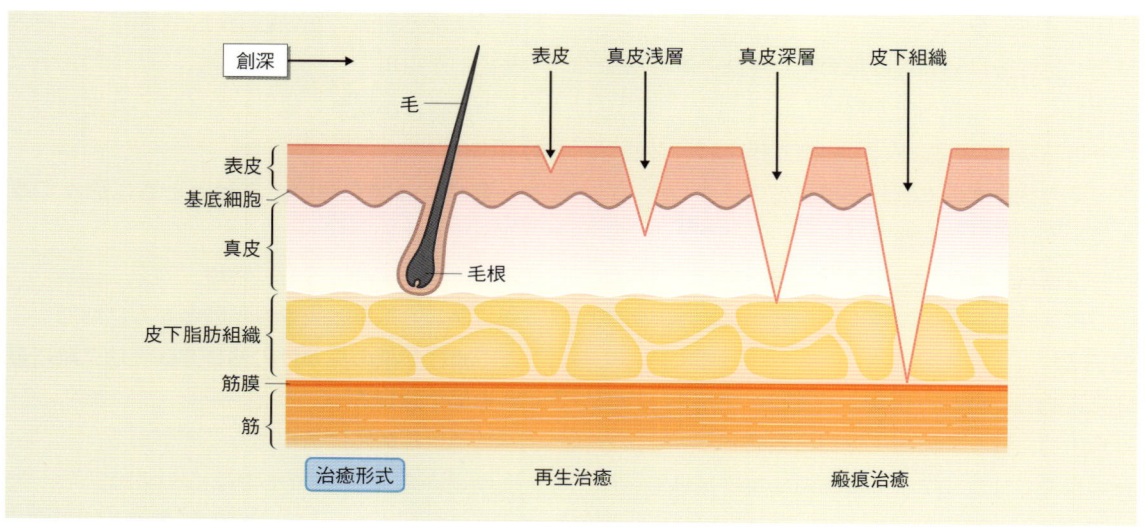

❶ 創の深さと治癒過程

⭐ 創傷治癒反応の種類

1) 再生治癒
- 再生治癒とは，上皮細胞が創内に遊走してきて上皮化が進み，創が覆われる反応のことをいう．

2) 瘢痕治癒
- 瘢痕治癒とは，創内に肉芽組織が形成され，その後，創縁から上皮化が始まり，表面が覆われる反応のことをいう．肉芽組織は瘢痕組織に置換される．
- 再生治癒は速やかに進み，医療者が介入する必要がない場合が多いが，瘢痕治癒では，機序を理解したうえで適切に対処することが求められる．

創傷の治癒過程（炎症期・増殖期・成熟期の定義・特徴）

- ヒトの組織が受けるさまざまな損傷は，生体反応で修復される．
- この創傷の治癒過程（瘢痕治癒）は，受傷時から完治までさまざまなメカニズムがはたらくが，大きく3つの時期に分けると理解しやすい（❷）．
- 治癒過程の創部では，これらの時期は混在しており，滑らかに移行する．

❷ 創傷の治癒過程

第1期：炎症期	創内での血小板の凝集，損傷血管の収縮により止血
第2期：増殖期（肉芽形成期）	マクロファージによる壊死組織の貪食と肉芽組織の形成
第3期：成熟期（安定期）	肉芽組織から瘢痕組織への変化

★ 第1期：炎症期（1日〜1週間）❸

- 皮膚が切れ，組織が破壊されると，血管は破れて創内に出血する．
- 血小板は血管外に出て結合組織に触れると活性化され，血小板同士が凝集し，損傷した血管は収縮して出血を減らし，止血する（一次止血）．
- 血管損傷をきっかけに，血管外へ漏出し活性化した血小板は，凝固因子を放出し，そのはたらきで血中の凝固因子も連鎖的に活性化され，最後にフィブリノーゲンが活性化されて，フィブリンを形成する．
- このフィブリンが中心となって，血小板を含む血液中の血球やタンパク質を巻き込んで，血栓を形成する（二次止血）．
- 完全な止血がなされるまで，このサイクルが連鎖的に起こる．
- 活性化された血小板や損傷した組織内の細胞からは，いろいろな刺激物質（サイトカイン）が放出される．
- これらのサイトカインは周囲の組織に浸透して近傍に，あるいは血液に乗って全身に広がり，組織が破壊されたという信号を発信する．
- 創部近傍の組織では，毛細血管がこのサイトカインに反応して変形し，壁を形成している内皮細胞同士の間にすき間を生じる．
- その結果，血液中の炎症性細胞（リンパ球，多核白血球，単核球）が血管から漏出し，創部から放出されたサイトカインに導かれて創部へと

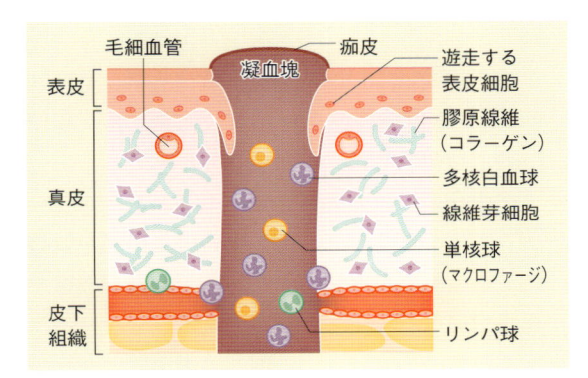

❸ 第1期：炎症期（切創）

❹ 炎症の4主徴

腫脹	組織が腫れる
発赤	毛細血管は拡張し，血流は多くなるため赤くなる
発熱	組織反応で発熱物質が出るため，局所もしくは全身性に熱を生ずる
疼痛	刺激物質の放出により，末梢神経が刺激されて痛みを感じる

遊走する．
- 創内に集まってくる炎症性細胞のなかで，特に単核球は創傷治癒に重要な役割を果たす．
- 単核球は活性化してマクロファージ（＝貪食細胞）となり，壊死物質や破壊物を取り込む（貪食作用）と同時に，いろいろなサイトカインを放出して，次の反応への連鎖を担う．
- 炎症期（❹）には顕微鏡あるいは分子レベルでは前述したことが起こっているが，この時期に

は肉眼的には一般的な炎症所見が認められる．
- 炎症は細菌の感染によっても生じるが，正常な創傷治癒の初期過程にもみられる．

★第2期：増殖期（肉芽形成期；3日〜3週間）⑤

- 創内で活性化したマクロファージはさまざまなサイトカインを放出し，その刺激に反応して，線維芽細胞は創内に遊走してくる．そして，組織修復の中心的な材料である膠原線維（コラーゲン）を産生し，分泌する．
- 産生されたコラーゲンが土壌となり，そのなかに毛細血管網が発達し，そこへ流れ込む新鮮な血液が線維芽細胞に栄養や酸素を与え，さらにコラーゲンを中心とした細胞外基質（extra cellular matrix：ECM）の産生を促進するという自己増殖のサイクルができあがる．
- このように線維芽細胞，新生毛細血管，コラーゲンが中心となって，創内の組織欠損部を埋めてできた組織を肉芽組織という．血流が豊富で，肉眼的には赤みの強い組織である．
- 肉芽組織の形成に伴い，創部の滲出液は減少し，表面は辺縁から上皮細胞が移動してきて上皮化が進む．
- 肉芽組織はコラーゲン以外のさまざまな物質とコラーゲンが結合・補強しあうなどし，徐々にしっかりした組織へと変わっていき，組織も収縮する．
- そして増生していた血管は退縮し，血流は減少する．こうして瘢痕組織へ徐々に移行する．
- 肉芽組織が瘢痕組織に変わっていき，皮膚の強さが正常になるには2〜3週間かかる．

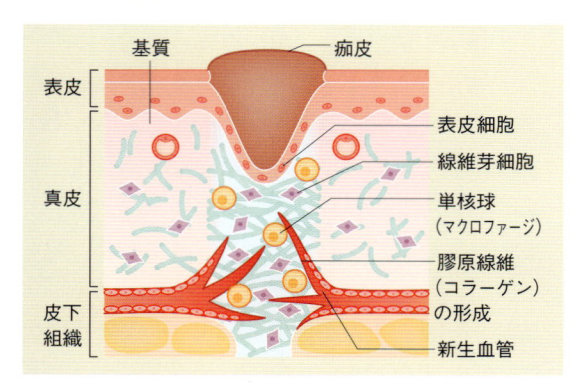

⑤第2期：増殖期（肉芽形成期）

★第3期：成熟期（安定期；2週間〜2年）⑥

- 瘢痕組織内では細胞の刺激サイクルは弱まるため，線維芽細胞の活性が落ち，コラーゲンの産生も次第に減少してくる．
- コラーゲンの産生量と分解吸収量が同じ程度になると，一見変化がない状態になる．この状態が安定期である．
- 瘢痕組織は見た目には変化がなくても，常に生成と分解を続けている組織である．
- この組織は最終的な治癒過程でも正常な真皮に完全に置き換わるわけではなく，瘢痕組織として残る．
- 再生した皮膚表面の表皮は傷を受ける前とほとんど同じになるが，瘢痕組織はコラーゲンの配列が不規則で，元の正常な組織とは異なるため，傷跡として残る．

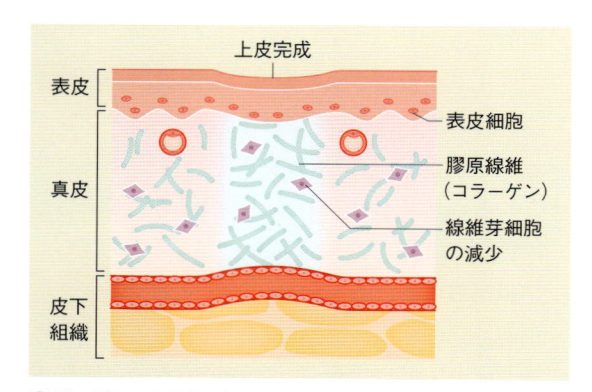

⑥第3期：成熟期（安定期）

- 創傷の色や，創傷の幅，陥凹や隆起などは，表皮自体ではなく，その下にある瘢痕組織の状態を反映している．

創傷の治癒過程からみた管理の注意点

- 前述した創傷治癒過程が順調に進むためには，創部の適度な湿潤環境が重要となる．乾燥状態も過剰に湿った状態も治癒に最適ではない．
- 創傷治癒の管理においては，創の状態（どういう治癒過程にあるか）を正確に把握し，その過程が進行しやすいように補助するドレッシング材を用いることが，速やかな治癒過程の促進に重要である．

創部の状態を見るポイント

- 創部の状態を見るポイントとして，創のサイズ，異物の有無，滲出液の量や性状，感染の有無，それに患者特有の状態や皮膚の性質などがあげられる．
- 創傷治癒過程のどのステージにあって，これらのポイントがどうなっているかを把握すると，ベストの対応ができる．

1) 創のサイズ

- 瘢痕治癒の場合は，創深，欠損部の大きさ，部位などを観察，計測，記録し，日々の変化がどうなっているかを確認していく必要がある．
- 上皮化が始まると，肉芽組織の形成とともに創は収縮して創面も小さくなってくる．
- 創が開放されている状態と，創縁が閉鎖した状態では修復の仕方が異なる．創部の組織が欠損している場合は，瘢痕治癒が中心となり表皮の再生治癒は遅いが，創が閉じられている場合は，表皮がつながるのは速やかである．

2) 異物の有無

- 異物の存在は創傷治癒を遅延させ，異常な生体反応を引き起こすため，最終的に肥厚性瘢痕を形成しやすい．
- 特に受傷後初期には，創内に異物が残らないよう十分に洗浄してからドレッシング材を用いることが大切である．
- 壊死組織を生じたら，適宜除去し，いつまでも創内に置いておかないほうがよい．良好な肉芽組織の形成を妨げ，最終的に肥厚性瘢痕を形成する原因にもなる．
- 創部が乾燥すると痂皮（かさぶた）を生じるが，これも表皮細胞が創面を覆うのを妨げるため，除去したほうがよい．

3) 滲出液の量や性状

- 創部の滲出液の量や性状を正確に把握していることは，創の管理上最も重要なことである．
- 滲出液の量は，創傷治癒過程のステージにより変化する．
- 滲出液は組織の間質液がベースであり，炎症を誘導するサイトカインや修復を刺激する成長因子，免疫グロブリン，タンパク質分解酵素，細胞外基質などの酵素・タンパク質を多く含み，また細胞（白血球やマクロファージなど）や壊死組織も含んでいる．
- 液性なのでさまざまな異物を除去したり，必要なサイトカインを周囲に広げたりするのに役立っている．
- 滲出液が多すぎると，創周囲組織の間質は水分があふれ，不安定になり，脆弱になる（浸軟）．
- 滲出液は組織修復にはたらく大切な要素を含んでいる．一般に，炎症期には滲出液は多く，炎症期から肉芽を形成する増殖期に移るにつれて量は減少してくる（❼）．
- 創傷管理をしていくなかで，創面の上皮化が進まず，徐々に減少するはずの滲出液がなかなか

❼ 滲出液と治癒過程

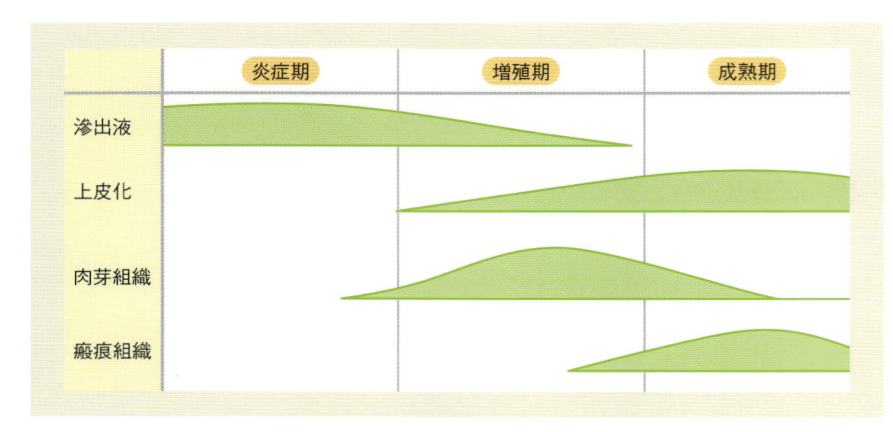

減少しない（創傷治癒が進まない）場合がある．
- この場合，感染があり炎症が落ち着いていない，異物が存在するなど局所に問題がある場合や，栄養不良，循環不全，肝・腎機能低下など，全身性の病態が存在する場合など，さまざまな要因を考える．創部に対する対応だけでは解決できない問題もある（❽）．
- 創部管理の大きなポイントは適度な湿潤環境を保つことであり，滲出液の量に応じて吸湿力の異なるドレッシング材を選択することが大切である．
- 滲出液が多いときは，創部が水浸しの状態にならないように吸湿力が高いドレッシング材を用いて，頻繁に交換する．
- 滲出液が少ないときは，創部が乾燥するのを防ぐために，吸湿力が低いドレッシング材を選択し，交換頻度を下げるとよい（❾）．

4）感染の有無
- 表皮バリアの完成していない創部では，細菌の増殖を招きやすい滲出液が存在するため，肉芽組織の形成とともに徐々に小さくなるものの，常に感染のリスクがある．
- 細菌が混入（汚染：コンタミネーション）しても，増殖しないでただ居座る場合（常菌：コロナイゼーション）もあるが，逆に増殖して強い

❽ 創傷治癒の遅延にかかわる因子

全身的因子	低栄養・低タンパク血症，脂肪酸欠乏，ビタミン欠乏（A, B, C），微量元素欠乏（Fe, Cu, Zn），凝固因子欠乏（第Ⅷ因子），糖尿病，肝硬変，尿毒症，ステロイド投与，抗がん剤投与，放射線照射後など
局所的因子	感染，血流，異物の存在，創部にかかる緊張，部位，形・大きさなど

炎症を引き起こし，創傷治癒に悪影響を及ぼす場合もある（感染：インフェクション）．
- また，一見，炎症は強くないが，実は細菌が増殖しようとして，それに組織も反応し創傷治癒が進まないという状態（臨界的感染・定着：クリティカルコロナイゼーション）もある．
- 感染があると，膿性の滲出液を生じ，悪臭，創周囲の発赤や腫脹，全身性の発熱などの症状が出る．
- ときに，はっきりとした感染徴候は見られないが，滲出液が多く創傷治癒が進まないというような場合も，潜在性の感染による可能性がある．
- 細菌に対する対策の基本は「除去」と「抗菌」である．すなわちこれは，ドレナージ，洗浄，吸湿による創部からの物理的な細菌除去と，抗菌作用のあるドレッシング材を使用し，抗生物質を全身投与するといった静的な抗菌である．

❾ ドレッシング材の種類

材質	商品名	販売会社	吸湿量
ハイドロジェル	イントラサイト®ジェルシステム	D	＋
ハイドロコロイド	デュオアクティブ®	A	＋＋
	デュオアクティブ®CGF	A	＋＋
	アブソキュア®-ウンド	B	＋＋
	テガダーム™ハイドロコロイド	C	＋＋
	レプリケア®	D	＋＋
キチン	ベスキチン®W	G	＋＋
薄型ポリウレタンフォーム	ハイドロサイト®薄型	D	＋＋
アルギン酸塩	カルトスタット®	A	＋＋＋＋
	ソーブサン	E	＋＋＋＋
	クラビオ®FG	C, F	＋＋＋＋
	アルゴダーム®	D	＋＋＋＋
銀含有アルギン酸塩	アルジサイト®銀	D	＋＋＋＋＋
ポリウレタンフォーム	ハイドロサイト®プラス	D	＋＋＋＋＋
	ハイドロサイト®ADプラス	D	＋＋＋＋＋
ハイドロファイバー®	アクアセル®	A	＋＋＋＋＋
	アクアセル®Ag	A	＋＋＋＋＋
	バーシバ®XC®	A	＋＋＋＋＋

販売会社名　A：コンバテック ジャパン，B：日東メディカル，C：スリーエムヘルスケア，D：スミス・アンド・ネフュー ウンドマネジメント，E：アルケア，F：光洋産業，G：ユニチカ

創傷保護材の選択

1）ドレッシング材

ドレッシング材に求められる性質

- 創部ドレッシング材を使用する目的のひとつは，創部を周囲の環境から隔てることである．ただし，創部の環境が外界より悪い場合にはそれを閉じ込めず，外へ逃がすほうがよい．
- 元来，皮膚は「呼吸をしている」といわれるように，水蒸気やガスの発生があり，使用するドレッシング材も水蒸気の透過性をもつことが望ましい．
- ドレッシング材が治癒過程にある創面と固着すると，ドレッシング材を剥がすことが治癒過程を一歩後退させることになるので，固着しないものがよい．
- 滲出液があると局所の温度が下がり，組織の活動を抑えてしまうため，保温力も求められる．そして，交換が頻繁でなく，なるべく長持ちするほうがよい．
- 感染創に用いる場合には，抗菌効果をもつことが望ましい．また，アレルギー反応を起こしにくく，溶けても組織に対して刺激のないものが求められる．

ドレッシング材の種類

- 前述の条件を満たすよう開発が進み，現在ではさまざまな材質で，長所をもったドレッシング材が使用できるようになっている（❾）．
- 材質はハイドロコロイド，ポリウレタンフォーム，ハイドロジェル，ハイドロポリマー，ハイドロファイバー®，キチン，アルギン酸塩などがある．

- アルギン酸塩には止血効果を認め，銀イオンを含むものには抗菌効果を認める．

ドレッシング材の交換頻度

- 適度な湿潤環境を作る，細菌の侵入を阻止するなどの目的を考えると，交換のタイミングはわかりやすい．
- 滲出液が多い場合には，滲出液を吸収して飽和し，被覆部の外に溶け出すような状態まで待たずに交換するほうがよい．
- 滲出液が少ない場合には，感染のない限り，交換せずに置いておいてもよいが，その状態が続くのであれば，上皮化が進んで完成している可能性もある．
- 観察目的もあり，3～4日に一度は交換すべきである．
- 上皮化されればドレッシング材の吸湿性は不要となる．

2）軟膏

- ドレッシング材としては銀を含むアクアセル®Agとアルジサイト®銀に抗菌効果が認められる．
- 感染の勢いが強く，ドレッシング材や抗菌薬では対応できない場合は，創内に感染防御の軟膏を塗布することも有効である．
- 十分洗浄し，カデックス®軟膏，ゲーベン®クリーム，イソジン®シュガーパスタ軟膏，ヨードホルムなどを壊死・感染組織に塗布しガーゼでパッキングする．感染創を萎縮させた後に，切除（デブリードマン）し，奥にある肉芽組織を露出してから，通常のドレッシング材に移行

❿ 感染創に対して用いる軟膏

スルファジアジン銀	ゲーベン®クリーム1%
ポビドンヨード・シュガー	イソジン®シュガーパスタ軟膏 ユーパスタコーワ軟膏 スクロード®パスタ ドルミジン®パスタ ポビドリン®パスタ軟膏 ネグミン®シュガー軟膏 ソアナース®軟膏
カデキソマー	カデックス®軟膏0.9% カデックス®外用散0.9%
ヨードホルム	ヨードホルム タマガワヨードホルムガーゼ ハクゾウヨードホルムガーゼ

⓫ ガーゼの問題点

創面に固着するため，剥がすときに創面を痛める
完全な被覆が難しいため，細菌の侵入を許し，創部の保温力が弱い
滲出液が少ない場合には，創部の湿潤を保つのが難しい
滲出液が多い場合には，創部の浸軟を生じやすい

する（❿）．

3）ガーゼ

- ガーゼは術後や創部に用いられてきたが，最近のドレッシング材と比較すると不利な点があり，理解しておく必要がある（⓫）．
- 創が閉鎖されており，オープンのドレーンが留置されている場合などは，ガーゼのほうが便利で特に問題を生じない使用方法はある．状況に応じて使用すべきかどうか，よく検討したうえで用いる．

（藤野明浩）

●文献
1）特定非営利活動法人　創傷治癒センター
　http://www.woundhealing-center.jp/index.html
2）溝上祐子，石川　環，杉本はるみほか：ナースが行う"適切な"褥瘡・創傷ドレッシング材の選択．Expert Nurse 2011；27（15）：13-42．
3）溝上祐子編：カラー写真とイラストで見てわかる！　創傷管理―予防的スキンケア・褥瘡から創傷治療の実際．メディカ出版：2006．

3 皮膚症状の見方

皮膚症状をみるうえで重要なこと

皮膚疾患の診察において最も基本的かつ重要なことはその皮膚症状は何かを「誰が読んでも同じように把握できる」ように記載することである．そのため，皮膚の状態に応じてそれぞれの症状を規定する用語が皮膚科領域には多数存在し，その用語の意味を把握し使いこなすことが求められる．本項では特にスキンケアという観点から必要とされる用語について述べ，最後にカルテに記載するにあたり注意すべきことについても述べたい．

おさえておきたい皮膚病変

- 皮膚に現れる症状をすべて発疹（eruption）とよぶ．あまり症状に変化がないものを特に皮疹（skin lesion）とよぶこともある．
- 本項では発疹の高さを基に分類し，それぞれについて述べる．

★ 陥凹性病変

- 周辺の正常皮膚よりも陥凹している病変（❶）．
- 症状名と皮膚損傷の深さがそれぞれ対応．
- 皮膚損傷の深さは治癒にかかる時間や治癒後の皮膚の状態を決定．
  →発疹名を確定することは予後を確定することと同義．

1) 表皮剥離（excoriation）

- 損傷が表皮内にとどまるもの．
- 表皮内には血管は存在しない．
  →一般には滲出液や出血は見られない（深いものでは見られうる）．
- 「びらん」（後述）との区別を厳密につけることは難しい．
  →表皮剥離の場合，「掻破」が関与するという意味合いがある．

2) びらん（erosion）

- 損傷が表皮基底膜まで達するもの．
  →深さは0.05〜0.1 mm程度．肉眼的には明ら

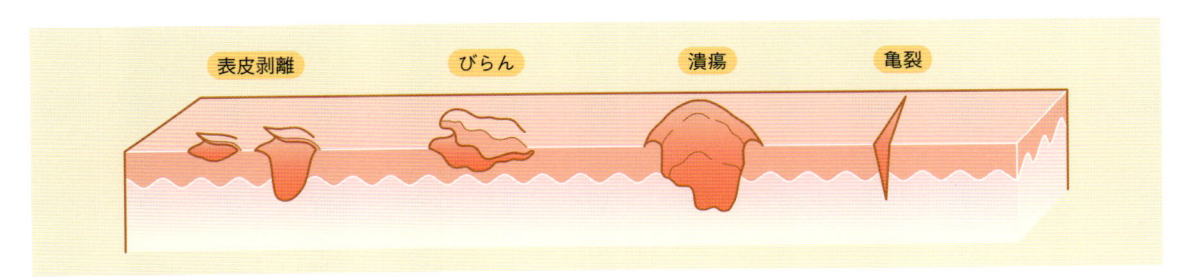

❶ 陥凹性病変の分類

かな陥凹は見えない．
- 多くは水疱や膿疱が破綻して生じる．
- 滲出液や部分的に出血を伴う．表面は紅色，湿潤した病変．
- **治癒後に瘢痕を形成することはない．**

3）潰瘍（ulcer）

- 損傷は真皮以下に達する．
  →肉眼的に明らかに陥凹して見える．
- 底面は一般に紅色．一部には出血，滲出液，膿の付着，壊死，痂皮（後述）などが見られる．

- 治癒のためには辺縁からの上皮化のほか，創収縮が必要．また皮膚付属器も消失する．
  →**治癒後に瘢痕を形成する．**

4）亀裂（fissule）

- 表皮深層から真皮に至る，線状の深い裂隙．「ひびわれ」とも．
- 過剰な乾燥や角質肥厚→角質が固くなり発生．
- 一般に瘢痕は残さない．しかし，慢性的な創伸展が続いた場合，線状に軽度陥凹する瘢痕を形成することがある（妊娠線など）．

⭐ 平坦な病変

- 皮膚の色調の変化であり，立体的な変化は原則として見られない．
- まとめて「斑（plaque）」とよばれる．色調によりさらに細分化される（❷）．

1）紅斑（erythema）

- 真皮乳頭層の毛細血管の拡張・充血により出現．
- 血液の血管外への漏出はない．ガラス板で押すとその部分の赤みは消失する．
- 原因は炎症，感染，温熱，感情などさまざま．
- 特に乳幼児では乳児血管腫が残存していることもあり，区別が必要．
- 浮腫性紅斑や滲出性紅斑などは，わずかに硬く盛り上がることもある．
  →その部分を「局面（plaque）」とよぶこともある．

2）紫斑（purpura）

- 真皮内の血管の破綻による血液の血管外漏出が原因．
  →ガラス板で押してもその部分の赤みは消失しない．
- 新鮮な紫斑は鮮紅色（ヘモグロビンの色調）であるが，徐々に褐色調（ヘモジデリンの色調）に変化する．
  →最終的に軽度黄色調を示すことがある．
- 小さなものを点状紫斑とよび，対して大きなものを斑状紫斑ともよぶ．
- 大量出血で血液が皮下に貯留した場合は（皮下）血腫とよぶ．

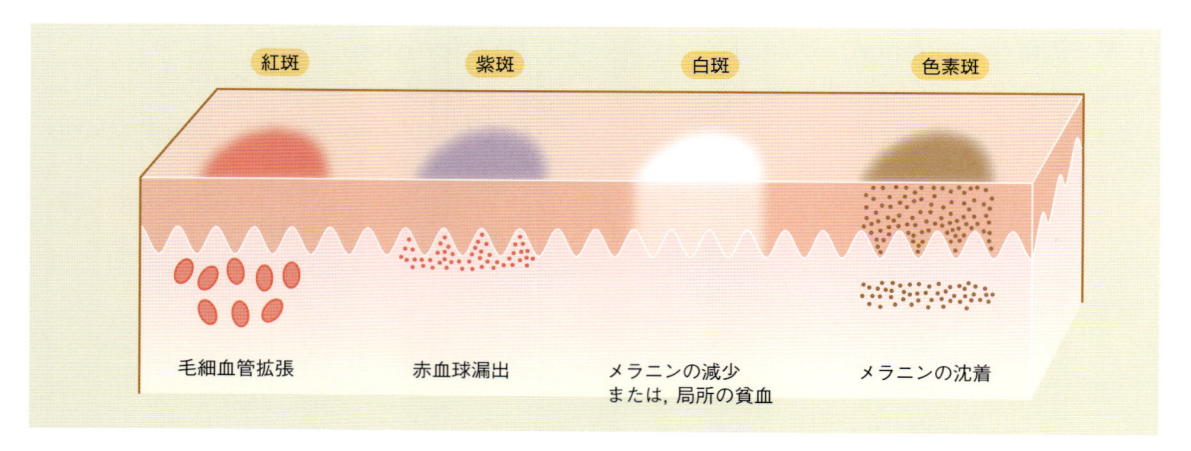

❷ 平坦な病変

表皮
真皮

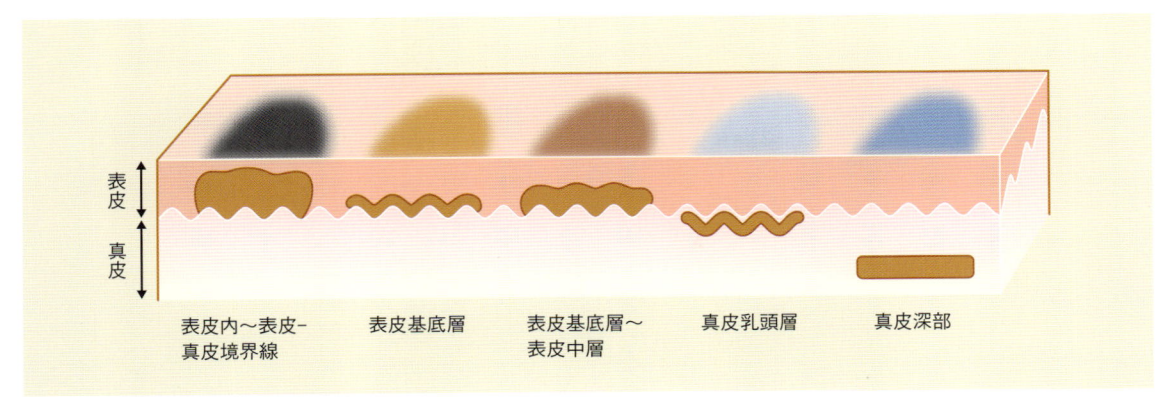

| 表皮内〜表皮-真皮境界線 | 表皮基底層 | 表皮基底層〜表皮中層 | 真皮乳頭層 | 真皮深部 |

❸ メラニンの存在部位と色調の変化

3）白斑(leukoderma)
- 局所の皮膚色素（メラニン）の消失や局所貧血による白色の皮膚変化．

4）色素斑(pigmented macule)
- 紅斑，紫斑，白斑以外の皮膚色調が存在する場合，まとめて色素斑とよぶ．
- ほとんどは皮膚色素が原因．

→メラニンは存在部位により色調が変化する（❸）．
- その他の色素として，ヘモジデリン（褐色），カロチン（柑色），胆汁（黄色）のような体内色素や異物性色素（金属粒子や墨汁，炭素粉，珪素化合物）があり，それぞれの色素の存在部位によりさまざまな色調を呈する．

★ 隆起する病変

- 高さと大きさ，病変内容物により分類される．

1）丘疹(papule)
- 数mmの限局性，（軽度）隆起性変化．
- 主に表皮の増殖性変化と真皮内浮腫，真皮の炎症性変化を反映．
- 特に中心部に水疱（後述）を伴うものを漿液性丘疹とよぶことがある．原因はさまざま．

2）結節(nodule)
- 丘疹よりも大きい．おおむね数cmまでの充実性限局性変化．中でも小さなものを小結節とよぶことがある．
- 結節よりも大型のものは腫瘤(tumor)ともよばれるが，病態として増殖性のものや腫瘍性のものを疑わせるときに使用される．

3）水疱(bulla；❹)
- 水様性の内容物を入れる発疹．特に米粒大以下のものを小水疱(vesicle)とよぶことが多い．
- 内容物は血清，フィブリン，細胞成分，血球など．
  →特に血液を多く含む水疱を血疱，膿性のものを膿疱(pustule)とよぶ．
- 特に中心部に陥凹のある水疱を種痘様水疱とよぶ．これはウイルス感染を示唆する所見である．
- 被膜の厚さは水疱の存在部位および破れやすさに関連する．
  →弛緩性水疱は表皮内水疱であり，破れやすい．緊満性水疱は表皮下水疱であり，破れにくい．
- 水疱は破れた後は表面は痂皮になり，底部はびらん・潰瘍を形成する．瘢痕治癒の有無は潰瘍底の深さに依存．
- 粘膜の水疱は薄く，すぐに痂皮で覆われたびらんを形成する．これをアフタとよぶ．

4）囊腫(cyst)
- 真皮内の閉鎖された空洞または囊．内部に液体

❹ 水疱の分類

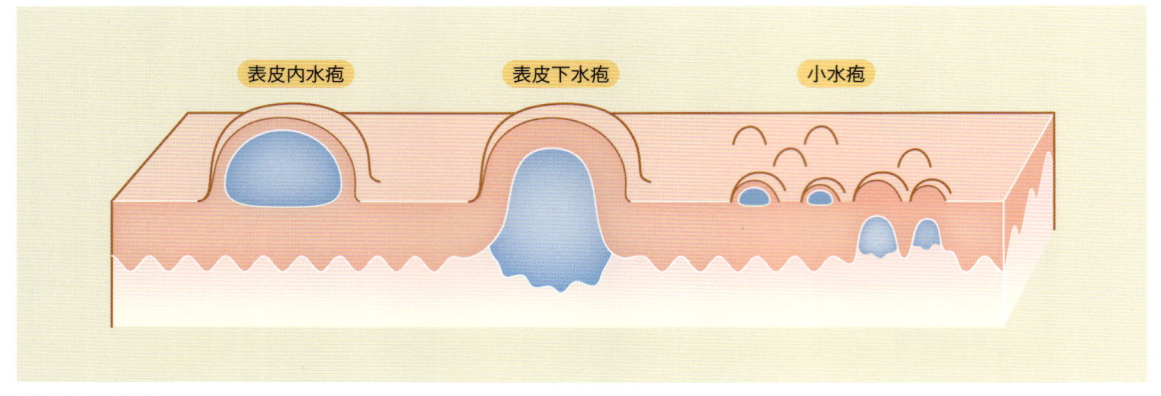

成分や細胞成分を含む.
→皮膚が隆起したように見えることがある.

5) 蕁麻疹(urticaria)
● 真皮の限局性の浮腫.色調は紅色から白色の境界明瞭で平坦に軽度隆起する病変.
● ほかの発疹とは異なり,数分単位で形は変化し,色素沈着を残すことなく消失する.

その他

● 臨床的によく見られる発疹について,それぞれの意味を理解し,適切にその用語を使用しなければならない.

1) 鱗屑(scale)
● 角層が皮膚表面に異常集積し,正常より厚くなり鱗状の白色片を形成するもの.

落屑(desquamation)
● 鱗屑が皮膚表面から剥がれ落ちる現象.
● 鱗屑が小さく,「こめぬか様」であるものを粃糠疹とよぶ(顔面の粃糠疹は一般に「はたけ」とよばれる).
● 逆に鱗屑が大きく,「魚の鱗様」であるものを魚鱗癬とよぶ.

乾皮症(xerosis)
● 皮膚が全体的に乾燥し,光沢を失い,表面に鱗屑が付着している状態.
● ときに軽度の瘙痒感を伴う.

2) 痂皮(crust)
● 角質と滲出液,分泌物,血液などが皮膚の表面に固着したもの.多くはびらんや潰瘍の上に生じる.一般的に「かさぶた」とよばれる.
● 特に血液が混ざったものを血痂とよぶ.

3) 瘢痕(scar)
● 損傷を受けた皮膚が結合組織を多く含む肉芽により修復された状態.
● 皮膚表面から隆起することもあれば陥凹することもある.
● 皮膚付属器は消失し,皮膚の色素は増強または減弱する.
● 皮膚損傷部を超えて正常皮膚の広い範囲まで瘢痕が広がったものを特に「ケロイド」とよぶ.

4) 胼胝(tylosis),鶏眼(clavus)
● どちらも表皮角層が限局性に肥厚したもの.
● 胼胝(一般に「たこ」とよばれる)は上方へ肥厚したもの.
● 鶏眼(一般に「うおのめ」とよばれる)は下方,真皮方向に楔状に肥厚したもの.
● それぞれ,臨床像と自覚症状が異なる.

カルテ記載時の注意点

　皮膚症状では，発疹の性状以外にも記載すべきことは多岐にわたる（❺）．まず注意すべきはこの厳密で細かな記載は他人に口頭や文章で説明し，理解してもらうためのものであり，現在目の前に存在する発疹の一部の特徴を抜き出したものにすぎないことである．

　当然，複雑なものでは記載しきれない発疹の特徴もあり，小児では発疹の変化も早い．時には写真やスケッチで図を残すことも，継時的かつ包括的に移行する発疹を追いかけるのに重要な証拠となる．

　写真撮影時には発疹のそばに定規をあてて撮影し大きさを測る．カラーチャートも同時に撮影し色調の補正を行う．毎回同じ距離と角度で撮影する．ときには透明なフィルムに過去の発疹の大きさを記載しておき，重ねて撮影するなどの工夫をすることでより価値の高い写真を撮影することができる．

　写真を紙カルテに保存する場合は，印刷方法やインクや紙，プリンタそのものについて，電子カルテに保存する場合は，ファイルの圧縮方法や電子媒体の取り扱いについてあらかじめ確認し，把握する必要がある．もちろん写真やスケッチそのもので個人を特定することができるので，プライバシーの保護にも注意が必要である．

❺ カルテ記載時の注意事項

①	発疹の性状	どのような発疹から症状が成り立っているか．単調なものか多様か
②	発疹の数	単発か多発か．数はいくつか
③	形	円形，楕円形，不整形・地図状，線状，環状，帯状など
④	大きさ	粟粒大，米粒大，爪甲大，指頭大，鶏卵大など❻ （実際は発疹の大きさを測ったほうがわかりやすい）
⑤	表面の性状	平滑，粗造，乳頭状，凹凸かどうか．乾性，湿性，滲出性，易出血性はどうか 潰瘍化，壊死性変化はないかなど
⑥	表面の色調	単純な色調の変化のほか，蒼白，貧血性，充血性，色素脱失/沈着性など
⑦	硬さ	軟，硬，弾性，緊張性はどうか．波動性，可動性はないか
⑧	配列	限局性，序列性，播種状，びまん性，帯状はないか．対側性，汎発性はないか
⑨	その他	発生部位，自覚症状，継時的変化など

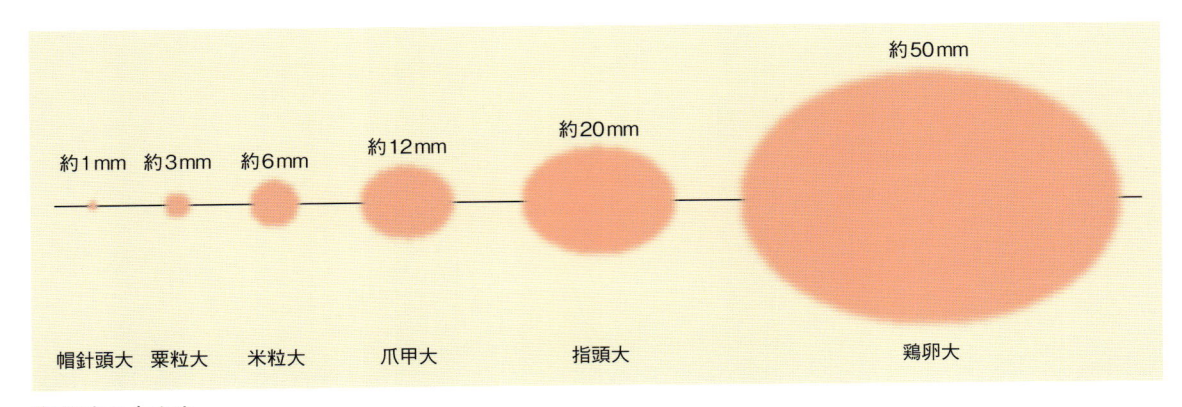

約1mm 約3mm 約6mm 約12mm 約20mm 約50mm

帽針頭大　粟粒大　米粒大　爪甲大　指頭大　鶏卵大

❻ 発疹の大きさ

（野﨑　誠）

3章 おむつケア

■ おむつ皮膚炎とスキンケア

おむつ皮膚炎とスキンケア

おむつ皮膚炎とは，おむつにふれる部分に起きる非アレルギー性接触皮膚炎である．おむつ皮膚炎の発生機序を理解し，予防的スキンケア，皮膚炎発生後のケアを行うことが重要である．

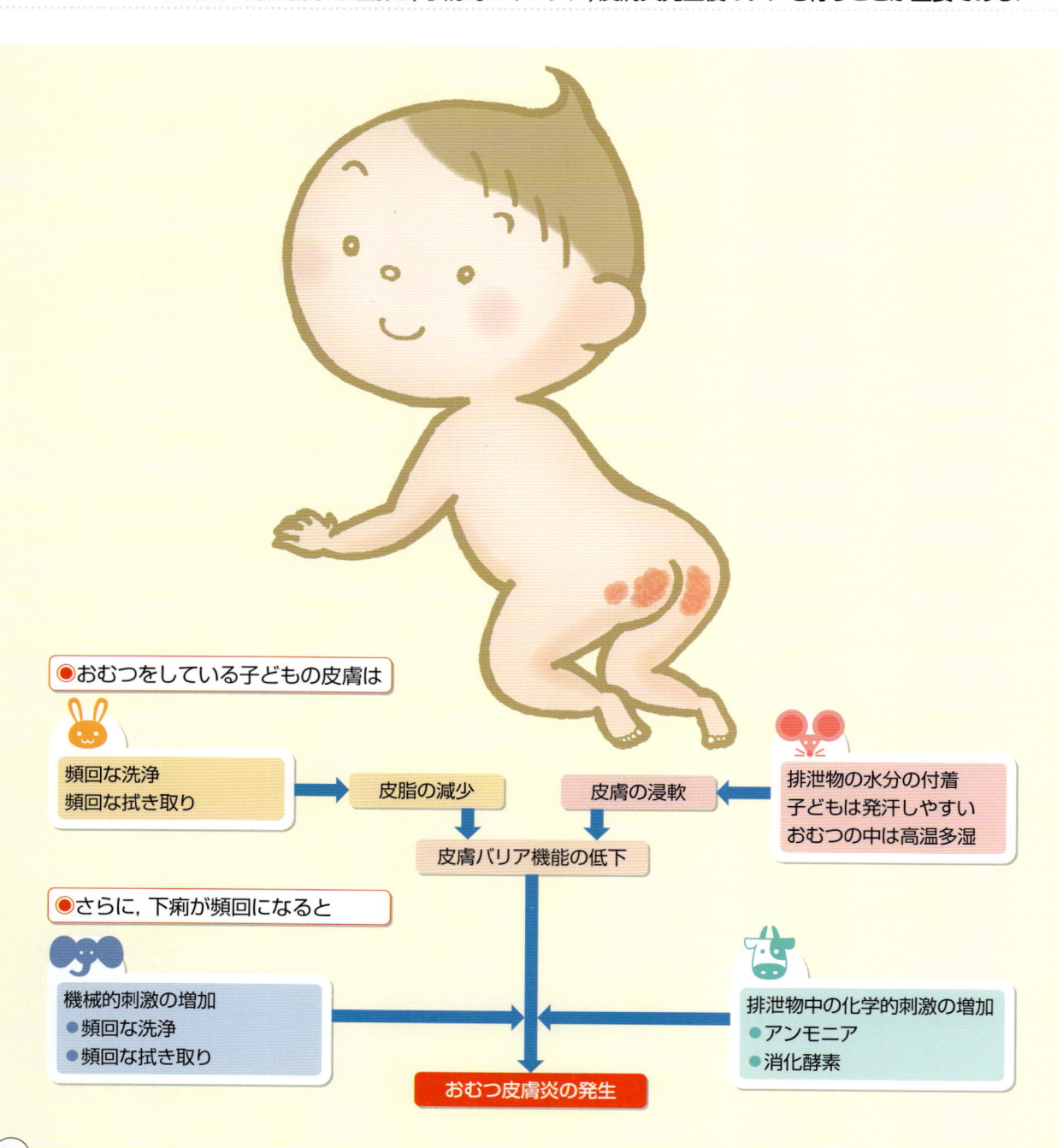

● おむつをしている子どもの皮膚は

| 頻回な洗浄
頻回な拭き取り | → | 皮脂の減少 | | 皮膚の浸軟 | ← | 排泄物の水分の付着
子どもは発汗しやすい
おむつの中は高温多湿 |

↓ 皮膚バリア機能の低下 ↓

● さらに，下痢が頻回になると

| 機械的刺激の増加
● 頻回な洗浄
● 頻回な拭き取り | | 排泄物中の化学的刺激の増加
● アンモニア
● 消化酵素 |

→ おむつ皮膚炎の発生 ←

おむつをしている子どもの皮膚リスク

おむつ皮膚炎を理解する

1) おむつ皮膚炎の原因
- おむつの中の湿度が高くなると、皮膚がふやけて傷つきやすい状態になる。もともと子どもの皮膚は未熟で薄く、皮脂の分泌も少ないため、外的な刺激に対する抵抗力が弱い。そのため、おむつの繊維があたっただけでも小さな傷がたくさんできてしまう。
- おむつ皮膚炎は、そのような状態の皮膚に、便や尿に含まれる酵素や尿素、細菌、カビなどが刺激を与えることでできる。それ以外にも、おむつの繊維やゴム、合成樹脂、洗剤、ベビーパウダーなどの刺激によって起こる場合もある。

2) おむつ皮膚炎の特徴
- おむつ皮膚炎（❶）は、おむつがあたっている部分だけ赤く炎症を起こすのが特徴である。
- 症状は、おむつがあたる部分が赤く炎症を起こし、ブツブツと小さな発疹ができ、ただれたようになる。触るととても痛がり、ひどくなると真っ赤に腫れあがることもある。
- おむつ皮膚炎は、おむつが直接あたっている部分にのみ炎症が起きるのが特徴で、よく似た症状がみられるカンジダ性皮膚炎（❷）と違い、しわの奥は赤くならない。

注意 ●カンジダ性皮膚炎とは処方される薬が全く異なるため、確実な観察力が必要となる。

3) 紙おむつと布おむつの違い

紙おむつ
- 紙おむつは通気性がよく、尿や便の水分を効果的に吸収し、おむつ表面への水分の逆戻りを防ぐ工夫がされているため、布おむつに比べて利点が多い（❸）。
- 一方、紙おむつの繊維にかぶれる場合もあり、紙おむつを頻繁に交換しても軽快しない場合は、

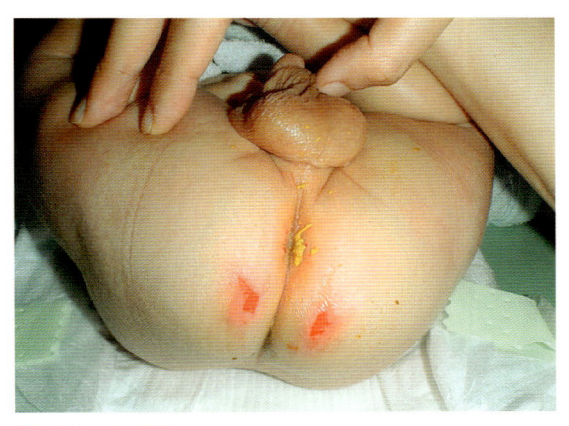

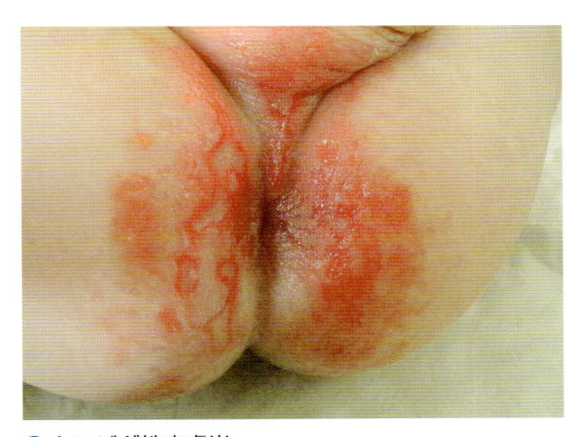

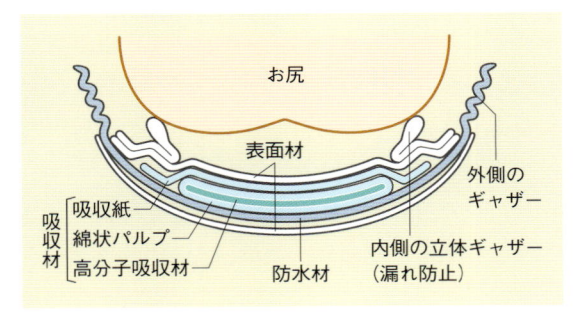

❶ おむつ皮膚炎

❷ カンジダ性皮膚炎

❸ 紙おむつの構造

違う種類の紙おむつにしてみたり、一時的に綿ガーゼを紙おむつの上に置いて使用してみたり、

布おむつに変えてみたりする．

布おむつ
- 布おむつを使っている場合は，布おむつとカバーの通気性が低下することにより，おむつ皮膚炎を起こしていることがある．
- 布おむつを2枚以上重ねて使っている場合は，おむつを1枚に減らしたり，畳み方を変えたり，交換頻度を頻繁にしたりする．カバーの素材をウールや綿に変えることで通気性がよくなり改善する場合もある．

★ 排泄物が皮膚に及ぼす影響

- 尿は本来，無菌に近いが，身体の外に排泄されると，雑菌によって分解され，時間とともにアルカリ性に変わり肌を刺激する．水様便や軟便もアルカリ性で，下痢をすると特にアルカリ性が強くなる．
- そのため，バリア機能が低下してドライスキン，浸軟の状態にあると，排泄物の汚れが刺激となり，スキントラブルを引き起こす危険性が高くなる．
- 昔は，尿や便で汚れたおむつをそのままあてていると，尿素が便の酵素と反応してアンモニアになり，それが皮膚炎の原因になるといわれていた．しかし，アンモニアで貼布試験をしても紅斑ができないことが明らかになり，紅斑を生じるにはあらかじめ機械的刺激を皮膚に加えておく必要があることがわかった[1]．
- つまり，おむつをあてている皮膚のバリア機能が正常ならばおむつ皮膚炎はできない．そのためには，おむつの素材は「湿潤しにくく，肌触りがよいもの」でなくてはならない．角質は湿潤環境にあると，摩擦の力が強くかかりやすくなるため，おむつ皮膚炎はおむつが角層（角質層）にあたっている部分に多くみられる．
- 生後，母乳などを飲み始めると，便中に各種の消化酵素が現れるため，早期新生児期（生後7日目までに）に肛門周囲皮膚炎が生じるとされていた．しかし，適切なスキンケア（洗浄と保湿）を行うことで改善できることもわかっている[2]．

おむつ皮膚炎の発生機序（なぜおしりがあれるの？）

★ 子どもの皮膚はバリア機能が未熟である

- 子どもの皮膚は成人の皮膚に比べて皮膚が薄く，角質の水分量，総アミノ酸量，表皮脂質量が少なく，外界からの刺激に対するバリア機能が未熟である[3]．
- おむつの内部は，尿や便，汗などで高温多湿の環境である．皮膚は，浸軟，湿潤化していて，さらに便を共存することで尿から発生するアンモニアや，便中の酵素による化学的・生物学的刺激，おむつ表面の摩擦，ギャザーなどによる圧迫，清拭などによる機械的刺激などで容易に皮膚炎を生じる（❹）[4]．

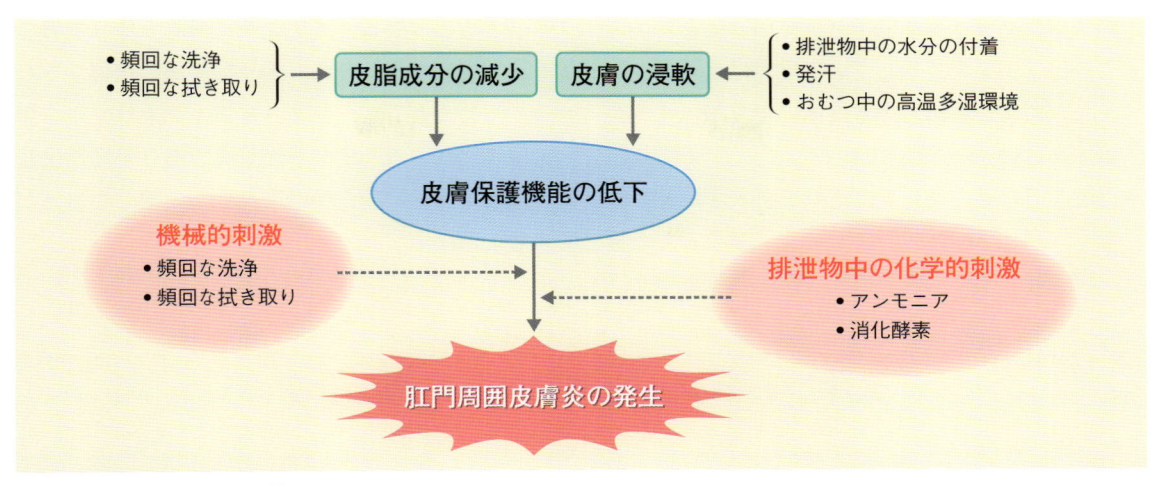

❹ 肛門周囲皮膚炎の発生機序
(山崎洋次, 溝上祐子編：小児のストーマ・排泄管理の実際. へるす出版；2003. p.137[4]）より）

下痢や頻繁な排便が皮膚に及ぼす影響

- 子どもの排泄障害は主に先天性疾患によって，器質的あるいは機能的に障害を呈している場合が多い．
- たとえば，鎖肛（直腸肛門奇形），ヒルシュスプルング病，炎症性腸疾患，二分脊椎，下部尿路奇形，総排泄腔外反症などの原疾患により排泄障害をきたす．
- このような原疾患はなくとも，治療のために継続的な抗生物質の投与が行われた場合，下痢や頻繁な排便をきたし，肛門周囲皮膚炎をきたすこともある．
- 下痢や頻繁な排便が皮膚に及ぼす影響を以下にまとめる．

1）便による過剰な湿潤

- 皮膚が白っぽく，シワシワな状態とはどんな状態だろうか．皮脂膜のバリア機能が働いている状態だと，角層はきれいに整列して並んでいるが，密閉された環境にある皮膚は空気中に蒸発できない水分を吸収してしまい，角層が膨張する．そして細胞の結びつきが弱くなり，刺激物が進入しやすくなる．この状態のことを皮膚の浸軟という．
- したがって，浸軟した皮膚は皮脂膜のバリア機能が破綻した状態で，外力を受けると表皮剥離やびらんが生じやすくなる．

2）便に含まれる刺激物

- 便にはアルカリ性の消化酵素が含まれているが，特に下痢などの水様便は消化酵素が吸収されず，強アルカリ性の消化酵素が活性化されたまま排出される．そのため弱酸性の皮膚は障害されてしまい，スキントラブルが生じる．
- 抗生物質治療によって発生した場合は，真菌感染が生じやすいので注意が必要である．

3）高温多湿の環境

- おむつの中は，通気性が欠けるうえに，排泄物の水分により湿度が上昇し，皮膚は浸軟しやすい環境にある．
- 皮膚のpHの変化や高温多湿の環境は，細菌の増殖に好条件のため，皮膚感染の要因となる．

4）清拭や洗浄による機械的刺激

- 排泄物が付着すると，そのつど清拭や洗浄をする傾向がある．しかし，おむつ交換時に繰り返し行われる清潔行為自体が，皮膚をこするという機械的刺激となって，びらんや表皮剥離など

のスキントラブルを発生させている場合が多い．
- これは，失禁で浸軟している皮膚は保護力が低下し，わずかな外力でも簡単に皮膚損傷するためである．
- 過度な石けんの使用も，汚れを落とすだけではなく，バリア機能の一つである皮脂膜まで一緒に流してしまい，さらに皮膚を脆弱化させる．
- 子どもの皮膚は成人に比べて薄く，バリア機能も破綻しやすいため，容易に皮膚の損傷をきたす．したがって，何よりもスキントラブルを発生させない予防的ケアが重要であり，また生じた場合には早期かつ軽度なうちに適した対応が必要となる．

スキントラブルを予防するためのケア

皮膚の清潔

- まず排泄物を石けんなどでやさしく除去する．
- 無理にこすって落とすのではなく，オリーブオイルやベビーオイル，サニーナスプレーなどを使用し，油分でふやかしながらやさしく落とす（❺）．
- 石けんやボディーソープはよく泡立ててから皮膚に塗り，たっぷりの微温湯で洗い流し，やさしく押さえるように水分を拭き取る．

> **注意** 石けんやボディーソープでの頻繁な洗浄は，皮脂成分が失われるうえに機械的刺激が加わり，皮膚を損傷する恐れもある．洗浄はおむつ交換ごとではなく，1日1回程度にする．1日1回の洗浄で十分に清潔にすることができる．

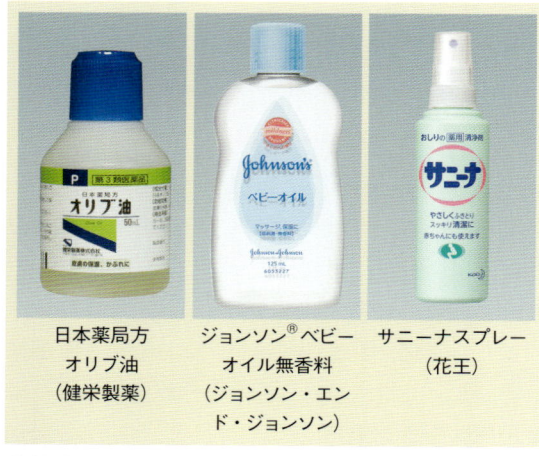

❺ 排泄物の拭き取りに用いるケア用品
- 日本薬局方オリブ油（健栄製薬）
- ジョンソン®ベビーオイル無香料（ジョンソン・エンド・ジョンソン）
- サニーナスプレー（花王）

頻繁な排便や下痢の場合

- 頻繁な排便や下痢などの場合は，摩擦刺激も起こさないことが必要である．
- 油分を含んだ洗浄剤や洗い流す必要のない洗浄剤を使用し，低刺激で保護効果を兼ね備えたものを使用するとよい（❻）．

❻ 洗浄剤
- リモイス®クレンズ（アルケア）
- スキナクレン®（持田ヘルスケア）
- セキューラ®CL（スミス・アンド・ネフュー ウンドマネジメント）

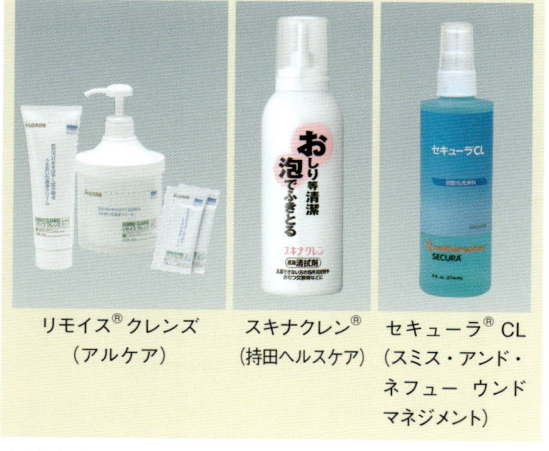

おむつ皮膚炎とスキンケア

★ 排泄物からの皮膚の保護

- 皮膚を清潔にしたあとは，排泄物による刺激を受けない環境を作ることが必要となる．
- 液状で乾くと皮膚に薄い膜を形成する皮膚被膜剤（❼）や，皮膚保護オイル（❽），皮膚保護クリーム（❾）などの成分がもつ撥水効果により排泄物から皮膚を守ることができる．

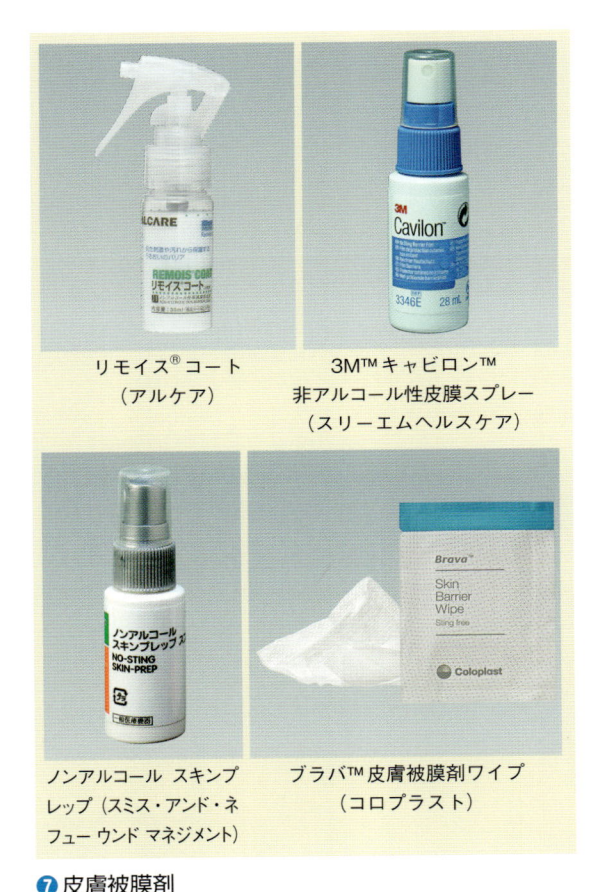

リモイス®コート（アルケア）

3M™キャビロン™ 非アルコール性皮膜スプレー（スリーエムヘルスケア）

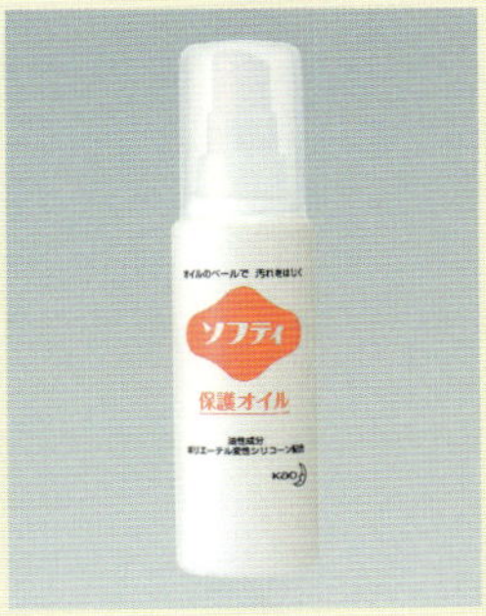

ソフティ保護オイル（花王プロフェッショナルサービス）

❽ 皮膚保護オイル

ノンアルコール スキンプレップ（スミス・アンド・ネフュー ウンド マネジメント）

ブラバ™皮膚被膜剤ワイプ（コロプラスト）

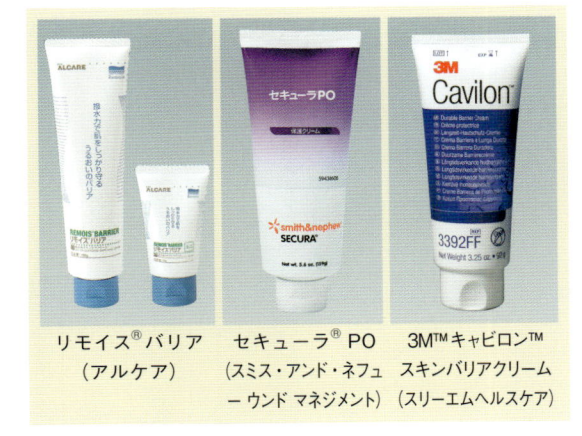

リモイス®バリア（アルケア）

セキューラ® PO（スミス・アンド・ネフュー ウンド マネジメント）

3M™キャビロン™ スキンバリアクリーム（スリーエムヘルスケア）

❼ 皮膚被膜剤

❾ 皮膚保護クリーム

おむつ皮膚炎に対するケア

- おむつ皮膚炎が生じているときは，頻繁な排泄物汚染を伴っていることがほとんどである．
- 頻繁な排泄物汚染があれば，医療者や保護者は清潔にしようと一生懸命に洗浄や拭き取りを行い，おむつを交換する．しかし，ここで重要なケアの考え方は，皮膚の徹底的な保護である．頻繁な排泄物汚染であるからこそ，皮膚の清潔よりも皮膚に機械的刺激を与えず，排泄物からの刺激をやわらげながら皮膚を保護する，ということである．

発赤しているときのケア

- 便の付着による発赤なのか，細菌感染によるものなのかを区別することが必要である．
- 便が長時間皮膚に付着していると皮膚のバリア機能が低下し，便の刺激物質が表皮内，真皮内へ浸透することによって炎症が起こり，その結果，発赤が生じる．
- おむつの内部は細菌の繁殖に好都合な環境であるため，感染が生じやすい．特に真菌感染が発生しやすく，広範囲に小膿疱や鱗屑がみられ，強いかゆみを伴う．
- 対策は，細菌検査を行い，排泄物の付着による発赤であれば前述の予防ケアを行う．予防ケアを行っていても発生してしまった場合にはびらんのケアを行う．細菌感染によるものであれば，細菌の感受性に適した薬剤が必要であるため，処方された薬剤を塗布したあと，予防ケアまたはびらんのケアを行う．

細菌感染により悪化したとき（びらん）のケア

- びらん状態になると（⑩），強い痛みを伴うため，スキンケア時の洗浄や水分を拭き取る際にも機械的刺激を起こさないよう注意する．その後，排泄物からの刺激をやわらげながらスキンケアを行う．

1）粉状皮膚保護材の散布

- 粉状皮膚保護材は，健康な皮膚や乾燥している皮膚には付かないが，びらんや潰瘍のように滲出液を伴っている場合は密着する（⑪）．
- 粉状皮膚保護材は水分を吸収してゼリー状になる（ゲル化する）．散布すると，びらんや潰瘍に固着し，これがアルカリ性刺激をやわらげる緩衝作用をもったバリアとなる（⑫）．
- そのため，ゲル化した粉状皮膚保護材を無理に

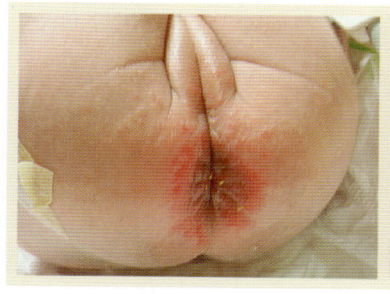

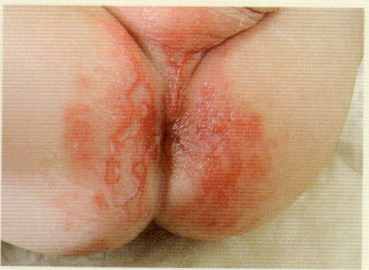

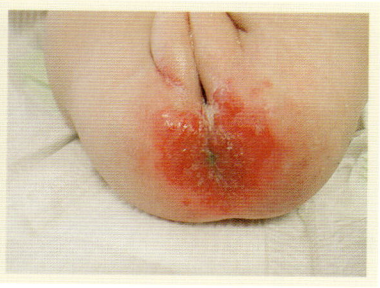

⑩ びらん状態になった臀部

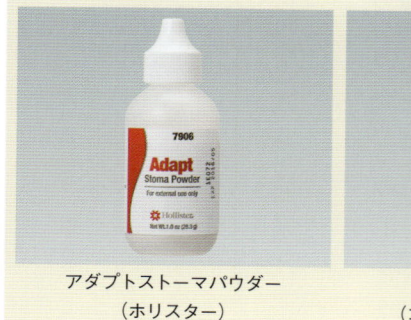

⑪ 粉状皮膚保護材
アダプトストーマパウダー（ホリスター）
バリケア®パウダー（コンバテック ジャパン）

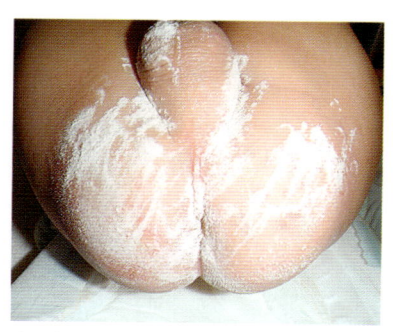

⑫ びらん部に粉状皮膚保護材を散布した状態

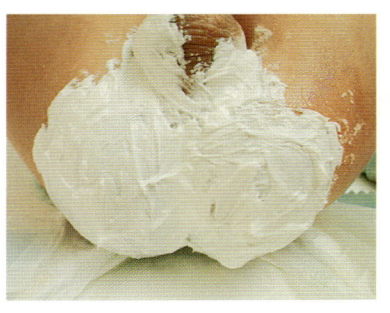

❸ 混同軟膏を塗布した状態

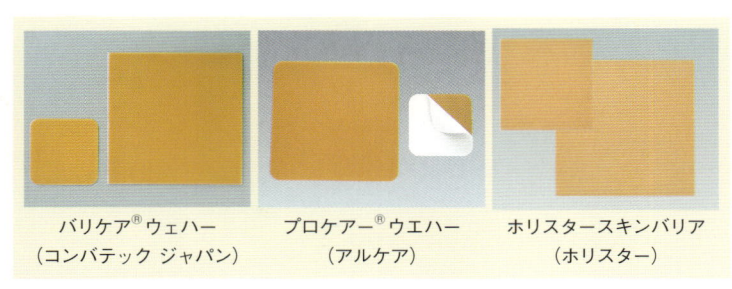

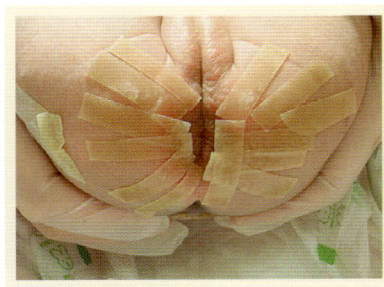

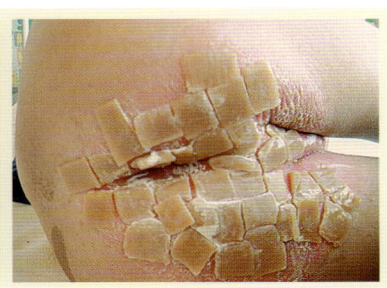

❹ 板状皮膚保護材
 バリケア® ウェハー　プロケアー® ウエハー　ホリスタースキンバリア
 （コンバテック ジャパン）　（アルケア）　（ホリスター）

❺ 板状皮膚保護材を貼付した状態

除去せずに，便汚染した部分のみ軽く取り除いた後，また，粉状皮膚保護材を重ねて散布し緩衝作用のあるバリアを重ねていく．
- 1日1回は皮膚を洗浄し清潔にするが，このときもびらん部に固着しているゲル化した粉状皮膚保護材は無理に除去しなくてもよい．

2）粉状皮膚保護材と油性軟膏の混合軟膏を塗布
- 粉状皮膚保護材と油性の亜鉛華単軟膏を3：7の割合で配合し塗布する．
- 粉状皮膚保護材の緩衝作用と，亜鉛華単軟膏の油性基材の創面保護作用から，びらんの治癒促進に効果がある．

塗布方法
- 油性軟膏であり，びらん部分には付着しない特性があるため，粉状皮膚保護材を散布してから油性軟膏を塗布する．
- 皮膚が見えなくなるように3mm程度の厚みをもたせてたっぷりと塗布する（❸）．

除去方法
- 石けんだけでは油性軟膏が落ちないため，オイル成分の清拭材などでクレンジングを行ってから，石けん洗浄を行うと皮膚に負担なく洗浄することができる．

3）板状皮膚保護材の貼付
- 粉状皮膚保護材と同じく板状皮膚保護材（❹）も，便のアルカリ性を弱酸性に緩衝させる特性がある．
- 貼付する面積が大きい場合，板状皮膚保護材を小さくカットし，タイル状にしたものを貼付する（❺）．板状皮膚保護材の隙間には粉状皮膚保護材を散布し，剥がれた部分のみ板状皮膚保護材を交換する．

（村松　恵）

● 文献
1) Leyden JJ, Katz S, 山本一哉訳：おむつ皮膚炎の発生メカニズム．NICU 1992；11（12）：9-13．
2) 山本一哉：新生児肛門周囲皮膚炎は予防できる．日小皮会誌 2005；24：75-76．
3) 川尻康晴：乳幼児の皮膚の特性．日小皮会誌 1993；12（1）：77-81．
4) 山崎洋次，溝上祐子編：小児のストーマ・排泄管理の実際．へるす出版；2003．p.137．

4章 褥瘡ケア

1. 褥瘡リスクアセスメント・ケアの実際
2. 小児の褥瘡予防とポジショニングの実際

1 褥瘡リスクアセスメント・ケアの実際

褥瘡リスクアセスメント

★ 厚生労働省による褥瘡危険因子評価表

- 厚生労働省による褥瘡危険因子評価表とは，2002年に施行された褥瘡対策未実施減算の「褥瘡対策に関する診療計画書〈別紙様式5〉」に含まれているもので，日常生活自立度と6つの危険因子を判定する項目からなる（❶）．
- まずはじめに「障害老人の日常生活自立度（寝たきり度）判定基準」を用いて判定する．小児も含めて全患者を対象とする．ランクB以上で褥瘡対策に関する診療計画書の作成を必要とする．
- 成育医療研究センターでは，独自の判定基準を設けて日常生活自立度を判定している（❷，❸）．
- 日常生活自立度の判定に続いて，①基本的動作能力（ベッド上，イス上），②病的骨突出，③関節拘縮，④栄養状態低下，⑤皮膚湿潤（多汗，尿失禁，便失禁），⑥浮腫（局所以外の部位）の6項目を「できる，できない」，「なし，あり」の二者択一で評価する．
- この危険因子は評価スケールとして用いるのではなく，6つの危険因子のうち1つでも「できない」または「あり」があれば，褥瘡発生の危険があると判断し，褥瘡予防のための看護計画を立案する指針とする[1]．

★ ブレーデンスケール

- ブレーデンスケールとは，1983年にBraden博士とBergstrom博士が褥瘡発生概念図から抽出した6つの要因（①知覚の認知，②湿潤，③活動性，④可動性，⑤栄養状態，⑥摩擦とズレ）から成り立つ褥瘡リスクアセスメントツールである（❹）．
- ブレーデンスケールは，真田らが日本語に翻訳し導入した．それぞれの項目を1～4点で採点し，合計点数は最低6点～最高23点となり，点数が低いほど褥瘡が発生しやすいとされる．
- 日本においては，看護力の大きい病院では14点，特別養護老人ホームなどの施設や在宅では17点がカットオフ値である．
- 初回採点は患者が入院してから24～48時間以内に行うとされている．採点頻度は，急性期では48時間ごと，慢性期では1週間ごとに行う．
- 看護計画の立案にあたっては，スケール項目の得点に応じて行う．
- 小児期のリスクアセスメントスケールとしてブレーデンQスケールがある．ブレーデンスケールの項目に「組織灌流と酸素化」が追加され，アセスメントの判断基準に血液検査結果を含んだものである[2]．

褥瘡対策に関する診療計画書

氏名　　　　　　殿　男・女　病棟	計画作成日　　　・　　・
	褥瘡発生日　　　・　　・

明・大・昭・平　　年　月　　日生（　　歳）　記入担当者名

褥瘡の有無
1. 現在　なし　あり（仙骨部, 坐骨部, 尾骨部, 腸骨部, 大転子部, 踵骨部）
2. 過去　なし　あり（仙骨部, 坐骨部, 尾骨部, 腸骨部, 大転子部, 踵骨部）

危険因子の評価	日常生活自立度　　J(1, 2)　　A(1, 2)　　B(1, 2)　　C(1, 2)		対処
	・基本的動作能力（ベッド上　自力体位変換） 　　　　　　　　（イス上　座位姿勢の保持, 除圧）	できる　できない できる　できない	「あり」もしくは「できない」が1つ以上の場合, 看護計画を立案し実施する
	・病的骨突出	なし　あり	
	・関節拘縮	なし　あり	
	・栄養状態低下	なし　あり	
	・皮膚湿潤（多汗, 尿失禁, 便失禁）	なし　あり	
	・浮腫（局所以外の部位）	なし　あり	

褥瘡の状態の評価	深さ	(0) なし　(1) 持続する発赤　(2) 真皮までの損傷　(3) 皮下組織までの損傷 (4) 皮下組織を超える損傷　(5) 関節腔, 体腔にいたる損傷または, 深さ判定不能の場合
	滲出液	(0) なし　(1) 少量：毎日の交換を要しない　(2) 中等量：1日1回の交換 (3) 多量：1日2回以上の交換
	大きさ（cm²） 長径×長径に直交する最大径	(0) 皮膚損傷なし　(1) 4未満　(2) 4以上16未満　(3) 16以上36未満 (4) 36以上64未満　(5) 64以上100未満　(6) 100以上
	炎症/感染	(0) 局所の炎症徴候なし　(1) 局所の炎症徴候あり（創周辺の発赤, 腫脹, 熱感, 疼痛） (2) 局所の明らかな感染徴候あり（炎症徴候, 膿, 悪臭）　(3) 全身的影響あり（発熱など）
	肉芽形成 良性肉芽が占める割合	(0) 創閉鎖後は創が浅いため評価不可能　(1) 創面の90％以上を占める (2) 創面の50％以上90％未満を占める　(3) 創面の10％以上50％未満を占める (4) 創面の10％未満を占める　(5) 全く形成されていない
	壊死組織	(0) なし　(1) やわらかい壊死組織あり　(2) 硬く厚い密着した壊死組織あり
	ポケット（cm²） （ポケットの長径×長径に直交する最大径）−潰瘍面積	(0) なし　(1) 4未満　(2) 4以上16未満　(3) 16以上36未満　(4) 36以上

看護計画	留意する項目		計画の内容
	圧迫, ズレ力の排除 （体位変換, 体圧分散寝具, 頭部挙上方法, 車椅子姿勢保持等）	ベッド上	
		イス上	
	スキンケア		
	栄養状態改善		
	リハビリテーション		

（記載上の注意）
1. 日常生活自立度の判定にあたっては, 「『障害老人の日常生活自立度（寝たきり度）判定基準』の活用について」（平成3年11月18日　厚生省大臣官房老人保健福祉部長通知　老健第102-2号）を参照のこと.
2. 日常生活自立度がJ1〜A2である患者については, 当該計画書の作成を要しないものであること.

❶ 褥瘡危険因子評価表

❷ 小児病棟における日常生活自立度判定基準

ランク	成長段階	規準	各病棟共通性のある疾患・状態
C（臥床）	幼児・学童・成人	一日中ベッドで過ごし，排泄・食事・着替えにおいて介助を要する 1. 自力で寝返りをうつ 2. 自力で寝返りがうてない	ICU入室予定 牽引 治療上固定チョッキの着用や四肢の固定
	乳児	2. 治療上，寝返りがうてないように姿勢の制限がある	痛みによる体動困難 持続麻酔治療 心臓カテーテル 真珠腫 尿道下裂
B（座位）	学童・成人	ベッド上での生活が主体であるが 1. 車椅子に移乗し，食事・排泄はベッドから離れて行う 2. 介助により1.を行う	多合指症 内反足 抜釘目的入院 口唇口蓋裂 ギプス（四肢）
	乳・幼児	2. 治療上，下肢や腰の抑制などにより姿勢の制限があるが，座位は保てる	
A（歩行）	幼児・学童・成人	生活は概ね自立して歩行する	個室隔離 鼠径ヘルニア・停留精巣 口蓋扁桃肥大・中耳炎 全麻下検査・検査入院
	乳児	生活の介助が必要であるが，抱っこなどによりベッドから離れて生活する	

❸ NICUにおける日常生活自立度判定基準

ランク	基準	疾患・状態
C-2	挿管管理中＋筋弛緩剤，麻薬，鎮静薬を使用 体位変換の間隔が3時間以上	臍帯ヘルニア，PPHN（新生児遷延性肺高血圧症），重症新生児仮死，CDH（先天性横隔膜ヘルニア）
C-1	低出生体重児（ELBW〈超低出生体重児：1,000g未満〉，VLBW〈極低出生体重児：1,500g未満〉） 挿管の有無にかかわらず	
B-2	挿管管理中＋鎮静薬を使用＋体位変換可能 N-CPA管理で休憩時間がない	
B-1	挿管管理中＋鎮静薬の使用なし N-CPA管理で休憩時間がある	
A	コットに移床している 自立哺乳 自動運動，抱っこが可能	

患者氏名：	評価者氏名：	評価年月日：			
知覚の認知 圧迫による不快感に対して適切に対応できる能力	1. 全く知覚なし 痛みに対する反応（うめく、避ける、つかむ等）なし。この反応は、意識レベルの低下や沈静による あるいは、体のおおよそ全体にわたり痛覚の障害がある	2. 重度の障害あり 痛みにのみ反応する。不快感を伝えるときには、うめくことや身の置き場なく動くことしかできない あるいは、知覚障害があり、体の1/2以上にわたり痛みや不快感の感じ方が完全ではない	3. 軽度の障害あり 呼びかけに反応する。しかし、不快感や体位変換のニードを伝えることが、いつもできるとは限らない あるいは、いくぶん知覚障害があり、四肢の1, 2本において痛みや不快感の感じ方が完全ではない部位がある	4. 障害なし 呼びかけに反応する。知覚欠損はなく、痛みや不快感を訴えることができる	
湿潤 皮膚が湿潤にさらされる程度	1. 常に湿っている 皮膚は汗や尿などのために、ほとんどいつも湿っている。患者を移動したり、体位変換するごとに湿気が認められる	2. たいてい湿っている 皮膚はいつもではないが、しばしば湿っている。各勤務時間中に少なくとも1回は寝衣寝具を交換しなければならない	3. ときどき湿っている 皮膚はときどき湿っている。定期的な交換以外に、1日1回程度、寝衣寝具を追加して交換する必要がある	4. めったに湿っていない 皮膚は通常乾燥している。定期的に寝衣寝具を交換すればよい	
活動性 行動の範囲	1. 臥床 寝たきりの状態である	2. 座位可能 ほとんど、または全く歩けない。自力で体重を支えられなかったり、椅子や車椅子に座るときは、介助が必要であったりする	3. ときどき歩行可能 介助の有無にかかわらず、日中ときどき歩くが、非常に短い距離に限られる。各勤務時間中にほとんどの時間を床上で過ごす	4. 歩行可能 起きているあいだは少なくとも1日2回は部屋の外を歩く。そして少なくとも2時間に1回は室内を歩く	
可動性 体位を変えたり整えたりできる能力	1. 全く体動なし 介助なしでは、体幹または四肢を少しも動かさない	2. 非常に限られる ときどき体幹または四肢を少し動かす。しかし、しばしば自力で動かしたり、または有効な（圧迫を除去するような）体動はしない	3. やや限られる 少しの動きではあるが、しばしば自力で体幹または四肢を動かす	4. 自由に体動する 介助なしで頻回にかつ適切な（体位を変えるような）体動をする	
栄養状態 普段の食事摂取状況	1. 不良 決して全量摂取しない。めったに出された食事の1/3以上を食べない。蛋白質・乳製品は1日2皿（カップ）分以下の摂取である。水分摂取が不足している。消化態栄養剤（半消化態、経腸栄養剤）の補充はない あるいは、絶食であったり、透明な流動食（お茶、ジュース等）なら摂取したりする。または、末梢点滴を5日間以上続けている	2. やや不良 めったに全量摂取しない。普段は出された食事の約1/2しか食べない。蛋白質・乳製品は1日3皿（カップ）分の摂取である。ときどき消化態栄養剤（半消化態、経腸栄養剤）を摂取することもある あるいは、流動食や経管栄養を受けているが、その量は1日必要摂取量以下である	3. 良好 たいていは1日3回以上食事をし、1食につき半分以上は食べる。蛋白質・乳製品を1日4皿（カップ）分摂取する。ときどき食事を拒否することもあるが、勧めれば通常捕食する あるいは、栄養的におおよそ整った経管栄養や高カロリー輸液を受けている	4. 非常に良好 毎食おおよそ食べる。通常は蛋白質・乳製品を1日4皿（カップ）分以上摂取する。ときどき間食（おやつ）を食べる。捕食する必要はない	
摩擦とズレ	1. 問題あり 移動のためには、中等度から最大限の介助を要する。シーツでこすれず体を動かすことは不可能である。しばしば床上や椅子の上でずり落ち、全面介助で何度も元の位置に戻すことが必要となる。痙攣、拘縮、振戦は持続的に摩擦を引き起こす	2. 潜在的に問題あり 弱々しく動く。または最小限の介助が必要である。移動時皮膚は、ある程度シーツや椅子、抑制帯、補助具等にこすれている可能性がある。たいがいの時間は、椅子や床上で比較的よい体位を保つことができる	3. 問題なし 自力で椅子や床上を動き、移動中十分に体を支える筋力を備えている。いつでも、椅子や床上でよい体位を保つことができる		
				Total	

*Copyright: Braden and Bergstrom. 1988
訳：真田弘美（東京大学大学院医学系研究科）/大岡みち子（North West Community Hospital. IL. U.S.A）

❹ ブレーデンスケール

OHスケール

- OHスケールは，日本人の褥瘡危険要因を評価するもので，4つの危険要因（①自力体位変換能力，②病的骨突出，③浮腫，④関節拘縮）と2つの警戒要因（①栄養状態の低下，②皮膚湿潤）から成り立つ（❺）[3]．
- 危険要因は合計得点から4段階の危険要因レベル，危険因子なし（0点），軽度（1～3点），中等度（4～6点），高度（7～10点）に分類される．
- 危険要因レベルは褥瘡発生確率や治癒期間の検出に関係しており，体圧分散マットレスの選択や看護ケア介入を検討する際に有用である[2,3]．

❺ OHスケール

危険要因		点数
自力体位変換能力	できる	0
	どちらでもない	1.5
	できない	3
病的骨突出（仙骨部）	なし	0
	軽度・中等度	1.5
	高度	3
浮腫	なし	0
	あり	3
関節拘縮	なし	0
	あり	1

成育医療研究センターにおける褥瘡リスクアセスメント

- 平成18年度の診療報酬改定により褥瘡ハイリスク患者ケア加算が新設された[4]．これに伴い成育医療研究センターでは褥瘡対策に関する診療計画書の内容を見直し，❻に示すような褥瘡リスクアセスメント票・褥瘡予防治療計画書を作成し重点的なケアを実施している．
- 病棟スタッフは患者入院時に❷，❸をもとに日常生活自立度を判定し，ランクB以上で褥瘡予防治療計画書を作成する．
- 褥瘡のリスクアセスメントにブレーデンスケール，厚生労働省による危険因子評価表を使用し，スケールの項目・得点に応じて看護計画を立案している．
- 褥瘡管理者がリスクアセスメントの結果，特に重点的な褥瘡ケアが必要と判断した場合には，褥瘡ハイリスク患者ケア加算対象とし，多職種で連携して褥瘡予防治療計画を個別に立案している．

❻ 褥瘡リスクアセスメント票・褥瘡予防治療計画書

❻ 褥瘡リスクアセスメント票・褥瘡予防治療計画書（続き）

DESIGNによる評価

- DESIGNとは，2002年に日本褥瘡学会学術教育委員会が開発した褥瘡状態判定スケールである（**❼**）．
- 褥瘡の重症度を分類し，創面の治癒過程を数量化することができる．深さ（Depth），滲出液（Exudate），大きさ（Size），炎症/感染（Inflammation/Infection），肉芽組織（Granulation tissue），壊死組織（Necrotic tissue）の6つの項目で構成され，各項目の英語の頭文字をとってDESIGNと表記する．
- ポケット（Poket）が存在する場合には最後にPを付けてDESIGN-Pと表記する．DからPまでの合計得点は0点～28点となり，重症度が高いほど高得点となる．治療に伴い点数が減少すれば改善傾向を示していることになる．
- DESIGNツールは原則，急性期褥瘡には使用しない．
- 1週間に1回，あるいは創状態に変化があったときに採点し治療方法を評価する[5]．

① 深さ（Depth）：創内の一番深いところで判定し，真皮までの損傷をd，皮下組織を超える損傷をDとする．壊死組織のために深さが判定できない場合もDに含む．

② 滲出液（Exudate）：ドレッシングの交換の回数で判定する．ドレッシング材の種類は限定せず，1日1回以下の交換をe，1日2回以上の交換をEとする．1日1回の交換でもドレッシング材から滲出液があふれ出る場合はEと判定する．

③ 大きさ（Size）：毎回同一体位で測定する．皮膚損傷部の長径（cm）と短径（長径と直交する最大径（cm））を測定し，それぞれをかけたものを数値で表す．100未満をs，100以上をSとする．

④ 炎症/感染（Inflammation/Infection）：局所の感染徴候がないものをi，感染徴候がある

カルテ番号（　） 患者氏名（　）			日時	/	/	/	/	/	/
Depth 深さ（創内の一番深いところで評価する）									
d	真皮までの損傷	D	皮下組織から深部						
Exudate 滲出液（ドレッシング交換の回数）									
e	1日1回以下	E	1日2回以上						
Size 大きさ［長径（cm）×長径と直交する最大径（cm）］									
s	100未満	S	100以上						
Inflammation/Infection 炎症/感染									
i	局所の感染徴候なし	I	局所の感染徴候あり						
Granulation tissue 肉芽組織（良性肉芽の割合）									
g	50％以上（真皮までの損傷時も含む）	G	50％未満						
Necrotic tissue 壊死組織（壊死組織の有無）									
n	なし	N	あり						
Pocket ポケット（ポケットの有無）		-P	あり						
部位［仙骨部，坐骨部，大転子部，踵骨部，その他（　）］							©日本褥瘡学会/2002		

❼ DESIGN（褥瘡重症度分類用）

ものをIとする．
⑤ 肉芽組織（Granulation tissue）：良性肉芽の割合を測定し，50％以上をg，50％未満をGとする．良性肉芽とは鮮紅色を呈する肉芽を表現するものとしている．
⑥ 壊死組織（Necrotic tissue）：壊死組織の種類にかかわらず壊死組織なしをn，ありをNとする．

⑦ ポケット（Poket）：ポケットが存在しない場合は何も書かず，存在する場合のみDESIGN-Pと表記する．ポケットがある場合には毎回同一体位で測定する．ポケット全周（長径〈cm〉×長径と直交する最大径〈cm〉）から潰瘍の大きさを差し引いたものを数値で表す．

浅い褥瘡に対するケア

浅い褥瘡とは

- 浅い褥瘡とは真皮までの損傷をいう．DESIGNスケールでは深さが小文字のdであらわされる．
- d1は，「持続する発赤」の状態で，皮膚の欠損のない状態である（❽）．
- 発赤とは，指やガラス板で押しても消退しない紅斑をいう（❾）．
- d2は，「真皮までの損傷」の状態で，創縁と創底に段差がない状態（❿）や創面に毛根や真皮乳頭層の白い斑点状の表皮が観察できる．水疱も真皮までの損傷をきたしている状態であり，浅い褥瘡に分類される．

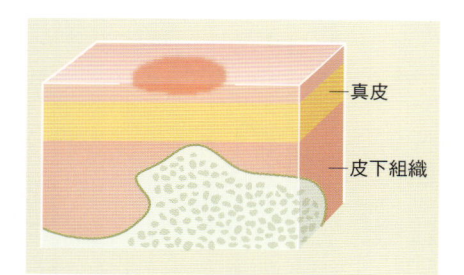

❽ d1の状態（持続する発赤）

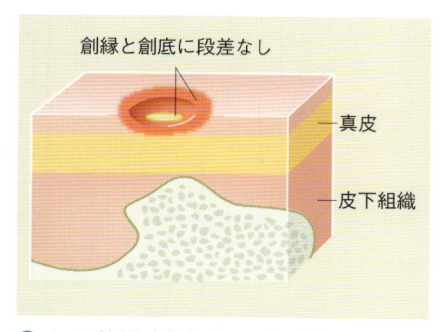

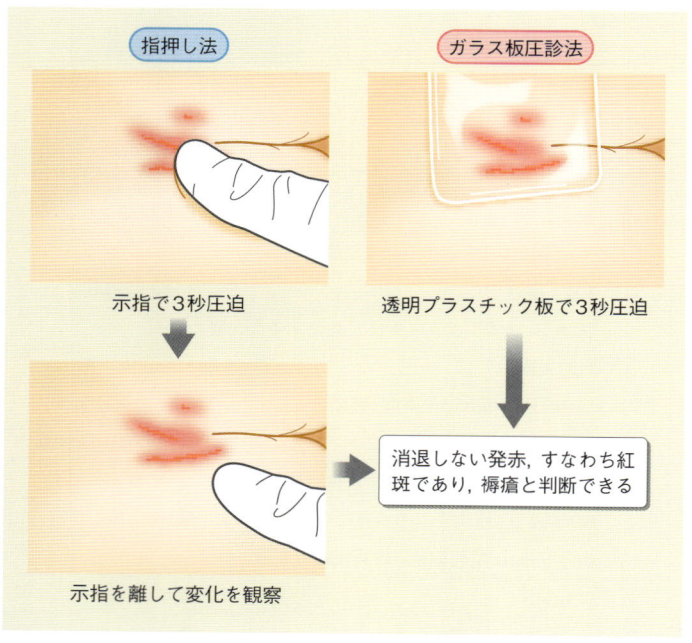

❿ d2の状態（真皮までの損傷）

❾ 発赤の判定方法

指押し法：示指で3秒圧迫 → 示指を離して変化を観察
ガラス板圧診法：透明プラスチック板で3秒圧迫 → 消退しない発赤，すなわち紅斑であり，褥瘡と判断できる

ケアの実際

- 浅い褥瘡の局所治療においては，基本的には創の保護と適度な湿潤環境の維持が重要である．
- 発赤（d1）に対しては，摩擦やずれから創面を保護する．
- 創傷被覆材を使用する場合は創面の保護と観察が容易であるポリウレタンフィルム（〔優肌〕パーミロールやテガダーム™ロールなど）を選択する．
- 貼付部位を洗浄したあとにポリウレタンフィルムを貼付する（⑪）．貼付中は定期的に褥瘡部位を観察し，真皮を超える深い褥瘡に進行していないか観察する．
- ポリウレタンフィルムは1週間を目安に交換する．
- 水疱は未破裂の状態であれば発赤と同様の局所ケアを行う．水疱が破れた場合や真皮までの損傷（d2）では，創面の保護と湿潤環境の維持を目的に薄いハイドロコロイド（アブソキュア-サジカル®）や自着性ポリウレタンフォーム（ハイドロサイト®薄型）を選択する．
- 貼付部位を洗浄したあとに創傷被覆材を貼付し，滲出液の状態に応じて適宜交換する．
- 浮腫が強い場合やGVHD（移植片対宿主病）などのデルマドローム，低出生体重児など脆弱な皮膚状態にある場合は，粘着テープの使用が創および健常皮膚の状態を悪化させる可能性があるため，外用薬（白色ワセリン）を選択する．創面に白色ワセリンを直接塗布したあとに薄いガーゼで覆うか，白色ワセリンのみの使用とする．

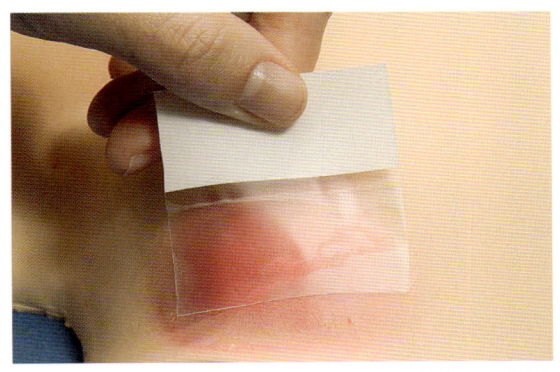

⑪ d1の状態にポリウレタンフィルムを貼付した状態

深い褥瘡に対するケア

深い褥瘡とは

- 深い褥瘡とは皮下組織を超える損傷をいう．DESIGNスケールでは深さが大文字のDで表される．
- D3は，「皮下組織までの損傷の状態」で，創縁と創底に段差があり，創底には脂肪層の壊死組織がみられることがある（⑫）．
- D4は「皮下組織を超える損傷の状態」で，筋膜，筋肉，腱，骨のいずれかが見える状態である（⑬）．
- D5は関節腔，体腔に至る状態である．

Point ◎「浅い褥瘡」と「深い褥瘡」を見分けるポイントは「創縁と創底に段差があるか否か」である．

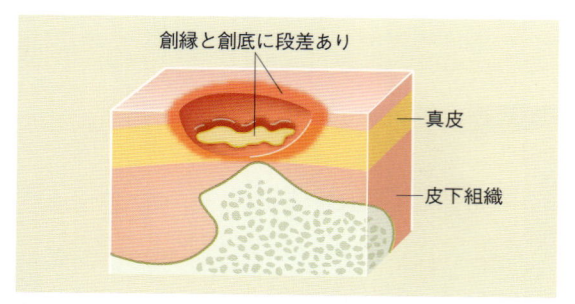

⓬ D3の状態（皮下組織までの損傷）

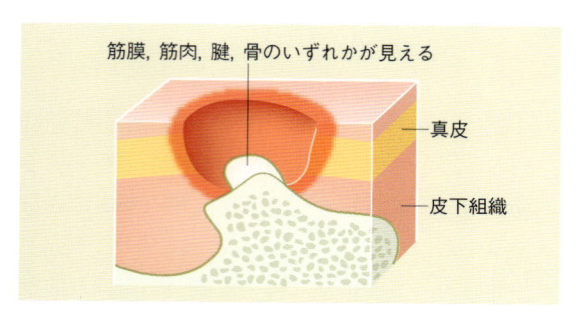

⓭ D4の状態（皮下組織を超える損傷）

ケアの実際

- D3以上の深い褥瘡を発見した場合には，まず，創の状態を適切に評価することが重要である．
- 創面に壊死組織が付着していないか，感染徴候（創周囲皮膚の発赤・腫脹・熱感・疼痛・排膿・悪臭）がないかを観察し，DESIGN評価として記録する．

注意 ● 深い褥瘡を発見した場合，すぐに創傷被覆材で創面を覆ってはいけない．創面を覆うことで異常の発見が遅れたり，感染を悪化させたりする原因になりうる．

- 発見後は一時的に創面をガーゼなどで覆い，医師や皮膚・排泄ケア認定看護師にケア方法について相談する．
- 深い褥瘡の局所治療においては，DESIGN（褥瘡重症度分類用）の深さ以外の項目の中で大文字に注目し，それを小文字に変えるような治療を計画する．
- 壊死組織がなく，感染・炎症のない損傷（D3）

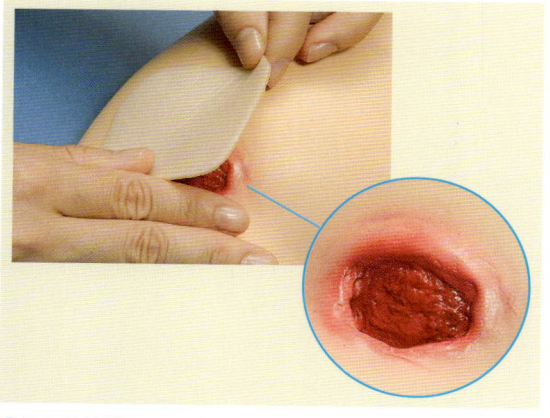

⓮ D3の状態にハイドロコロイドを貼付した状態

の場合には，創面の保護と湿潤環境の維持を目的にハイドロコロイドを選択する（⓮）．
- 創面を生理食塩水で洗浄したあとに，創面と創周囲皮膚の水分をガーゼで押さえ拭きし，創縁より2〜3cm外側まで覆うことができる大きさにカットしたハイドロコロイドを貼付する．
- ハイドロコロイドは1週間を目安に交換する．

急性期の褥瘡ケア

急性期褥瘡の定義

- 『褥瘡予防・管理ガイドライン』において急性期褥瘡は「褥瘡が発生した直後は局所病態が不安定な時期であり，これを急性期とよぶ．時期は発症後おおむね1〜3週間である」と定義されている[5]．
- 急性期においては全身状態が不安定であり，さ

まざまな褥瘡発生要因が存在している場合も多い．これにより褥瘡局所の状態も短期間で悪化する可能性がある．
- 急性期の褥瘡はDTI（deep tissue injury）のように一見，浅い褥瘡と見えても後に深い褥瘡であることが判明することがある．
- 急性期の褥瘡および周囲の皮膚は脆弱であり，外力により皮膚損傷を生じやすいといった特徴がある．

急性期褥瘡の治療

- 急性期褥瘡の治療においては，前述した特徴を踏まえて治療方法を検討する．
- 褥瘡が発生した場合は，局所治療を考える前に褥瘡発生要因をアセスメントすることが重要となる．発生要因を除去するとともに局所治療を選択する．選択にあたっては『褥瘡予防・管理ガイドライン』[5]を参考にするとともに小児の皮膚の脆弱性や成長発達，治療環境に応じて方法を検討する．

ケアの実際

- 症例1（⑮），症例2（⑯）は不安定な全身状態にあり，持続的な鎮静剤の使用による活動性・可動性の低下に加えて安静度制限（体位変換の禁止）による同一部位の圧迫から褥瘡発生に至った症例である．
- 小児，特に乳幼児は解剖学的に頭部が他の部位に比べて大きく，体圧が高いことから，頭部に褥瘡が発生する危険が高い．
- 安静度に制限がある場合には，体圧分散マットレスの使用に加えて人体とマットレスの間に手を入れて（マットレスを圧迫して），局所にかかる圧を一時的に低下させる方法をとる．
- ドレッシング材の選択においては，剥離刺激が少なく，褥瘡部を頻回に観察できるように非固着性あるいは粘着力の低いドレッシング材を選択する．
- 小児の褥瘡治療においては，患児が治療に協力できない場合（創部を触る，ドレッシング材を剥がしてしまうなど）も多い．そのため粘着性のあるドレッシング材の使用がかえって創状態を悪化させる場合がある．このような場合には外用薬を選択することが多い．急性期褥瘡に対する外用薬の選択では，創の保護と経過を観察する目的で白色ワセリンが選択されることが多

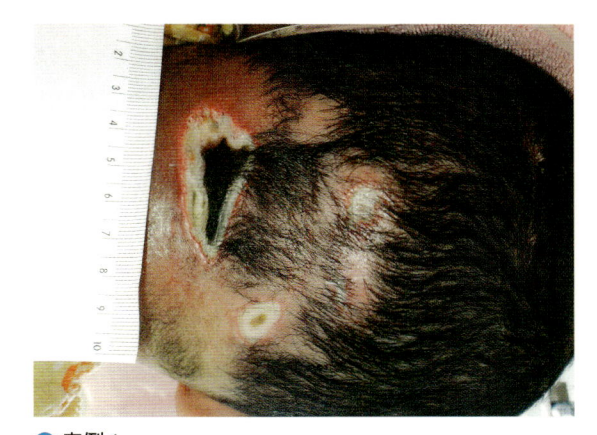

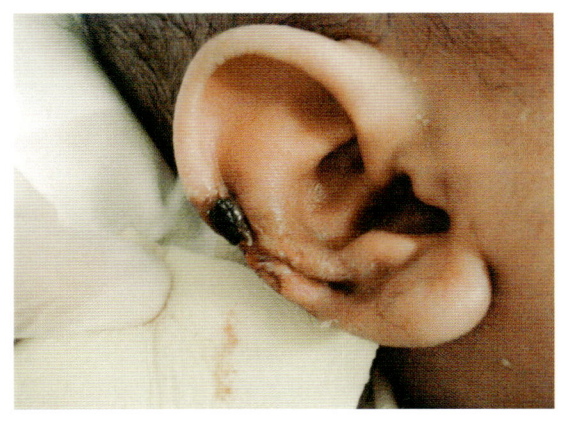

⑮ 症例1

⑯ 症例2

い．

1) 症例1におけるケアの実際

【圧迫の除去】
- 体圧分散マットレス：ウレタンフォームマットレスを使用した．
- 体位変換：仰臥位のみ可であったことから可能な範囲で後頭部に手を差し入れてマットレスを圧迫することで後頭部への圧迫を除去した．
- ドレッシング材：その材質自体が圧迫の原因とならないようクッション性のあるハイドロサイト®を選択した．

【摩擦・ずれの除去】
- 頭側拳上時は足側へのずり落ちを防止するようなポジショニングを行い，局所のずれを予防した．

【感染防止】
- 全身状態をみながら，弱酸性の洗浄剤を用いて創周囲皮膚を愛護的に洗浄した．

【創周囲皮膚の保護】
- 急性期の褥瘡および周囲皮膚は脆弱であり，外力により皮膚損傷を生じやすいこと，過剰な滲出液により皮膚浸軟を起こす可能性があったことから非固着性で吸水量が高いドレッシング材としてハイドロサイト®を選択した．

2) 症例2におけるケアの実際

- 発見時，すでに壊死組織を伴っており，全身状態から感染のリスクも高く，より深い褥瘡に進行する可能性があった．
- 症例1と同様の除圧ケアを行うとともに，局所を頻回に観察できるよう非固着性ドレッシング材であるハイドロサイト®を使用した．

慢性期の褥瘡ケア

⭐ 慢性期褥瘡の定義

- 『褥瘡予防・管理ガイドライン』において慢性期褥瘡は「急性期褥瘡に引き続き，感染，炎症，循環障害などの急性期反応が消退し，組織障害の程度が定まった状態を指す」と定義されている[5]．

⭐ 慢性期褥瘡の治療

- 局所治療においては，褥瘡の深さが真皮までにとどまる「浅い褥瘡」なのか，真皮を超えて深部組織にまで及ぶ「深い褥瘡」なのかによって治療方法を選択する．
- 浅い褥瘡の場合，新しい皮膚が再生することで治癒が可能であるが，深い褥瘡の場合には壊死に陥った皮下組織や筋組織が再生することはない．壊死組織が除かれた創面に肉芽組織ができ，それが瘢痕組織に置き換わることで治癒に至る．それぞれの治癒過程において適切な局所ケアを選択することが重要となる．
- 浅い褥瘡の場合：創の保護と湿潤環境の提供を目的としたドレッシング材や軟膏を選択する．成育医療研究センターでは，発赤のみの場合はポリウレタンフィルムまたは白色ワセリンを選択している．びらんの場合には，薄いハイドロコロイドやポリウレタンフォームのドレッシング材を使用している．
- 深い褥瘡の場合：経過とともに局所状態も変化する．DESIGN（褥瘡重症度分類用）の深さ以外で大文字と評価された項目に注目し，それらを小文字に変える治療方法を選択する．
- 局所治療の選択：『褥瘡予防・管理ガイドライン』[5]を参考にするとともに，急性期の褥瘡治

療と同様に小児の皮膚の特徴や成長発達に応じて方法を選択する．
- 全身管理：体圧分散マットレスの使用や体位変換・ポジショニングによる圧の再分配に加えて，栄養状態の評価・改善も検討する．成育医療研究センターではリハビリテーション，NST，薬剤師と連携して褥瘡の予防・治療にあたっている．

ケアの実際

- 症例3（⑰）は，SSPE（亜急性硬化性全脳炎）で寝たきりの状態にあり，不安定な呼吸状態から同一体位を強いられ，加えて側彎があったことから同一部位への圧迫が集中したことで発生した左大転子部の褥瘡である．在宅療養が中心であり，自宅では低反発マットレス（市販品）を使用していたが，褥瘡は悪化の一途をたどっていた．
- 局所への圧迫が集中しないようなベッド上，車いす上でのポジショニングを家族とともに見直し，エアマットレスを購入してもらい体圧管理を行った．
- 褥瘡は，ポケットがあり，滲出液が多く，皮下組織に至る深いものであった．ポケット内に壊死組織が残存することが予測されたため，滲出液の吸収と殺菌作用のあるカデックス®軟膏を皮膚科医師とともに検討して選択した．
- 局所ケアの方法を家族に指導するとともに，定期的に創の状態を評価した．

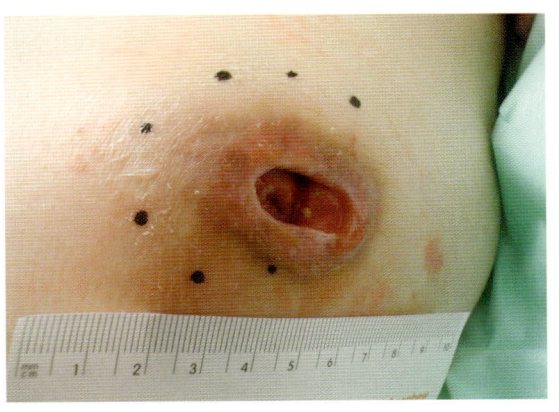

⑰ 症例3

（奥田裕美）

● 文献
1) 宮地良樹，真田弘美編：現場の疑問に答える褥瘡診療Q&A．中外医学社；2008．p.51．
2) 真田弘美編：オールカラー褥瘡ケア完全ガイド．学習研究社；2004．
3) 大浦武彦：全患者版褥瘡危険要因スケール（大浦・堀田スケール）のエビデンスとその臨床応用．日本褥瘡学会誌 2005；7（4）：761-772．
4) 日本褥瘡学会編：平成18年度診療報酬改定　褥瘡関連項目に関する指針．照林社；2006．
5) 日本褥瘡学会編：褥瘡予防・管理ガイドライン．照林社；2009．

2 小児の褥瘡予防とポジショニングの実際

小児の褥瘡予防

褥瘡の好発部位

- 褥瘡の好発部位は，骨突出部である．
- 姿勢によって下になる骨突出部が，褥瘡の好発部位となる（❶）．
- 急性期では，仰臥位を強制されることも多く，身体の後面が下側になり，❶a のように後頭部，肩甲骨，肘，仙骨，踵に，褥瘡が発生することが多い．
- 屈曲制限のある子どもや体幹筋力が低下した子どもは前方にずれた座り方をすることがある．その場合は尾骨に褥瘡ができやすくなる（❶e）．

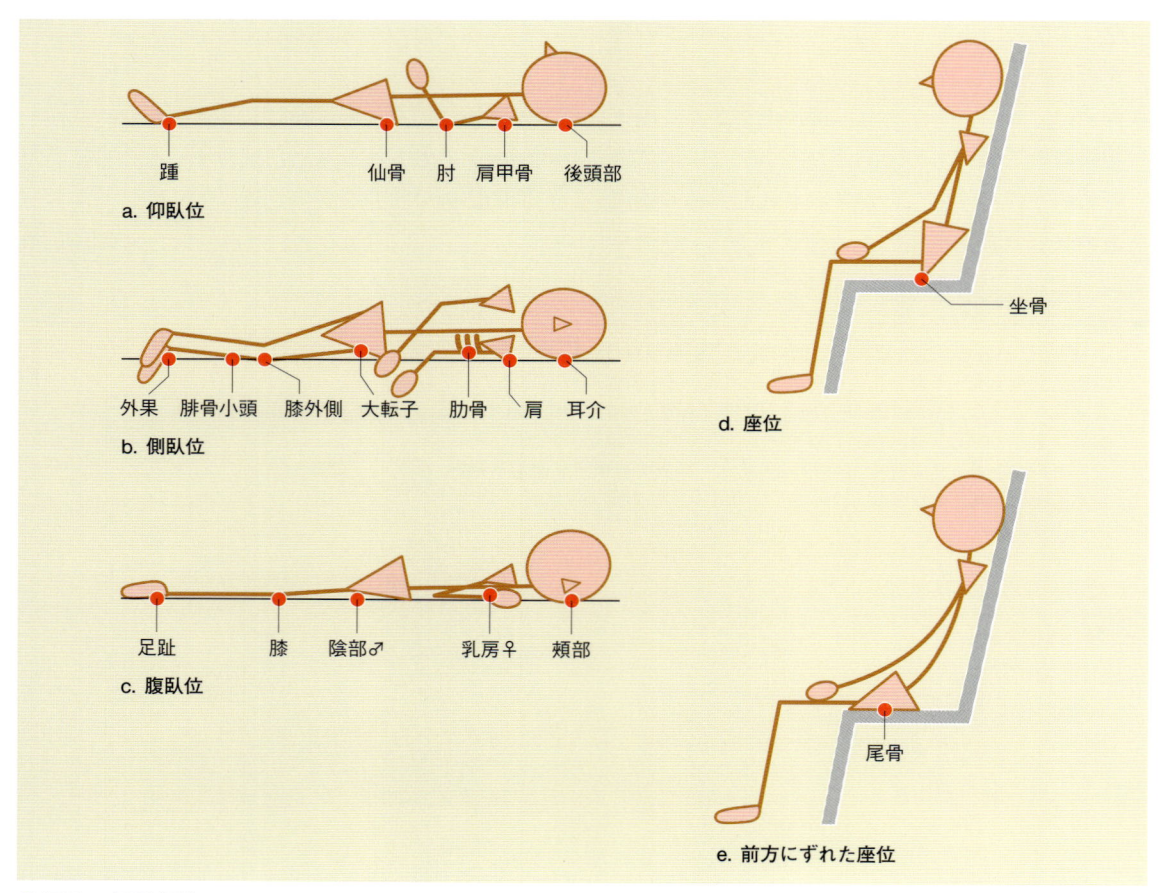

a. 仰臥位 — 踵，仙骨，肘，肩甲骨，後頭部

b. 側臥位 — 外果，腓骨小頭，膝外側，大転子，肋骨，肩，耳介

c. 腹臥位 — 足趾，膝，陰部♂，乳房♀，頬部

d. 座位 — 坐骨

e. 前方にずれた座位 — 尾骨

❶ 褥瘡の好発部位

小児と成人の体格の違いと褥瘡の好発部位

- 小児と成人では体格が異なる．小児は，成人に比べて，身体の重さのなかで「頭の占める割合」が高い（❷）．
- 小児のなかでも，月齢，年齢によって体格が異なる．特に，「新生児・乳児」では「頭の占める割合」が高く，「学齢期」はほぼ成人に近づく．
- 「幼児」は，「新生児・乳児」と「学齢期」の間になる（生後1か月までを「新生児」，生後1歳までを「乳児」，就学（6歳）までを「幼児」，以降を「学齢期」とよぶ）．
- 新生児・乳児では後頭部，学齢期では成人と同様に仙骨部に，体圧が高くかかり，褥瘡の好発部位となっている．大山らによる体圧測定[1]や，野崎らによる褥瘡発生の研究[2]によっても示されている．

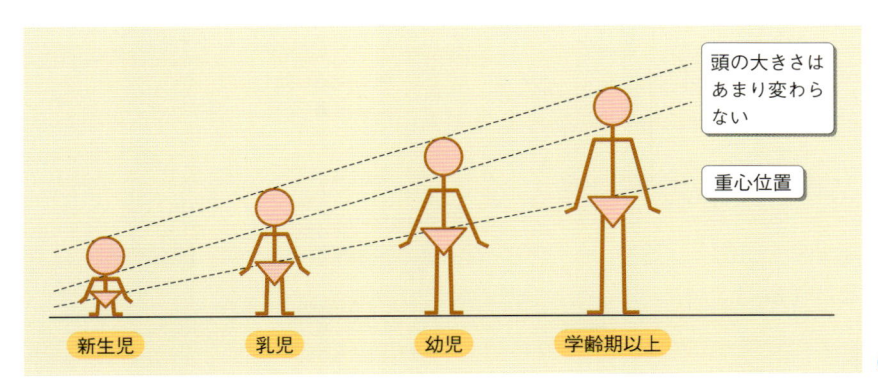

❷ 小児と成人の体格の違い

褥瘡の予防方法とその手順

- 褥瘡予防の手順（❸）は，皮膚の観察から始まる．
- 清拭・入浴時，おむつ交換時，体位変換時，更衣時などに，好発部位に発赤がないかを観察する．褥瘡があれば治療し，褥瘡がなければ予防する計画を立てる．
- 褥瘡を予防するには，褥瘡発生を予測することからはじめる．❹に示した要因があると，褥瘡発生のリスクが高まり，褥瘡の予防対策が必要となる．
- 褥瘡の予防方法は❺に示した．このような方法により，血流を途絶えさせるような持続的な圧の集中を徹底して避ける．
- 特に，新生児・乳児には，皮膚の脆弱性や運動能力の不十分さがあるため，体圧のコントロールや皮膚の清潔に努めることは重要となる．

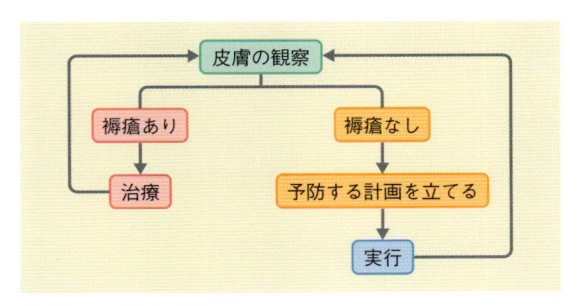

❸ 褥瘡予防の手順

Point ◎安静期で体位変換が十分にできない期間には，定期的に，徒手的な除圧（圧抜き）をすると有効である．後頭部，体幹，骨盤をそれぞれ浮かし，血流の再灌流を試みる．

❹ 褥瘡発生のリスクを高める要因

要因	理由
自力で体位変換できない 　術後の安静期 　鎮静剤の使用 　意識障害あり 　運動能力の低下	圧を増大させる
骨突出部 　極端にやせていたり，骨突出部が大きかったりすると病的に突出する	
栄養状態の不良	組織の脆弱性を高める
浮腫	
感覚脱失・鈍麻	
皮膚の湿潤 　多汗，尿失禁，便失禁，不潔	
不安定な血行状態	

❺ 褥瘡の予防方法

除圧・減圧	エアマットの使用 体位変換 徒手的な除圧 皮膚への圧が均一になるように身体の下にあるものを整える（シーツや敷物，衣服のしわを伸ばす，チューブ類を身体の下敷きにしない）
浮腫・栄養不良への対処（医師の指示や処方に従って）	治療 投薬 栄養相談・栄養追加 リハビリテーション 弾性ストッキングや空気マッサージ器の使用 重力を利用した血行動態の改善（心臓より高くポジショニングする）
その他	関節拘縮予防 家族指導

- 皮膚の観察を日常業務のなかで繰り返し行い，患児の状態に合わせて褥瘡発生を予測し，褥瘡を予防できていることを確認する．

- 特に，長期にわたって動けない場合は，いろいろな姿勢をとり続けることで，関節が動かされ，関節拘縮の予防ともなり得る．

関節拘縮と褥瘡予防

- 関節拘縮があると，とれる肢位が限られ，圧分散にさらなる工夫が必要となる．また，血液循環や栄養にも悪影響を及ぼし，褥瘡発生のリスクをさらに高めることとなる．

> **Point** ◎褥瘡予防のためにも関節拘縮はできるだけつくらないことが重要．

- 関節拘縮とは，筋肉や関節が硬くなることで，以下のような原因により生じる．
  - 関節液が減少し，関節の滑りが悪くなる（❻）．
  - 筋肉の収縮−弛緩をしないことにより筋の伸縮性が低下する．
  - 筋が動かないため静脈血の還流量が減り，血液循環が悪くなる．
  - 血液循環の悪化により組織の栄養が不足する．
  - 血液環流の悪化により浮腫になる．
  - 浮腫の組織液が滞ると関節周囲が硬くなる．
- 関節拘縮は，自分で十分に動くことができない

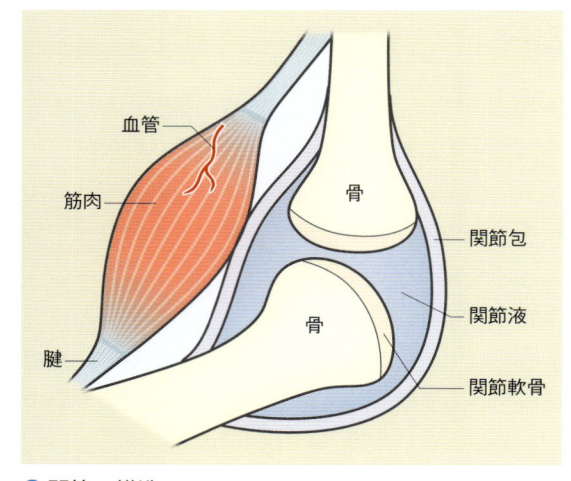

❻ 関節の構造

ときに，二次的に発生する．状態にもよるが数日〜数週間で発生する．以下のような場合に発生することが多い．
- 術後など，治療による安静を要する場合．
- 神経損傷による運動麻痺がある場合．

- 新生児・乳児期において運動発達が未熟であり，かつ病気などにより何らかの運動制限がある場合．
- 関節拘縮ができると，特に拮抗筋の筋緊張に差がある場合は，屈筋より伸筋が強ければ伸展拘縮に，伸筋より屈筋が強ければ屈曲拘縮になりやすい．左右差があると，姿勢も左右非対称となり，側彎症へと進んでいくこともある．
- 関節拘縮を予防するには，適切な可動域練習を行うことが重要である．

> **Point** ◎関節拘縮は褥瘡発生のリスク要因なので，関節拘縮を作らないことは褥瘡のリスクを減らすこととなる．

ポジショニングの実際

★ ポジショニングとは

- ポジショニングとは，「いろいろな姿勢をとること」である．安楽にとれる姿勢が複数あると，除圧を図ることができ，褥瘡予防につながる．

> **Point** ◎小児では「いろいろな姿勢をとること」が，褥瘡予防の面だけでなく，呼吸や発達への多大な影響があり，非常に重要なポイントとなる．

- 褥瘡の好発部位を理解したうえで，皮膚の観察を基本とし，個別の状態に合わせた「24時間体制のポジショニング計画」を立て，子どもの変化に合わせて「常に更新していくこと」が大切である．
- 術後の安静期や発症後の急性期，仰臥位しかとれない場合（血行動態が不安定など）など，必要に応じてエアマットなどの体圧分散用具を使用する．
- ベッド上でのポジショニングとしては，大きく分けて8つの姿勢（①仰臥位，②右半側臥位，③右側臥位，④右半腹臥位，⑤腹臥位，⑥左半腹臥位，⑦左側臥位，⑧左半側臥位）と⑨座位姿勢がある．
- ここでは，左向きは省略し，①仰臥位，②右半側臥位，③右側臥位，④右半腹臥位，⑤腹臥位と⑨座位について，ポジショニングのポイントを解説する．

★ ポジショニングのポイント

1）下から支えるのが基本

- 接触面積を広くする→姿勢が安定する→リラックスする．

2）クッションまたはタオルを使用

- 支えたい身体部位に合わせ，接触面積を広く，姿勢を安定させるような「適切な大きさ」のクッションまたはタオルを選ぶ．

タオルのメリット

- 大きさや素材，畳み方によって幅広く対応できる．汚れたら洗える．

ロールタオルを作るコツ

- 空気が入らないように，おしぼりを硬く巻くようにすると，つぶれにくく，しっかり身体を支えてくれる．

ロールタオルの向き

- つぶれにくい向きに置く（❼）．ロールタオルの向きを下肢が外旋する方向に合わせ，ロールタオルの端を身体の下に挟むと，さらに姿勢が崩れにくくなる．

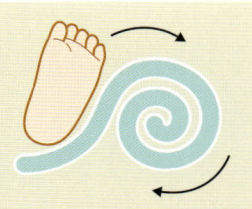

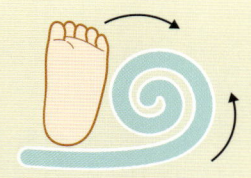

○ つぶれにくい向き　　　　　　× つぶれやすい向き

「下肢が重力に従って外旋する方向」と「タオルを巻く方向」が一致するとタオルがつぶれにくい

「下肢が重力に従って外旋する方向」と「タオルを巻く方向」が反対向きになるとタオルがつぶれやすい

❼ ロールタオルの向き

仰臥位

● 仰臥位のポジショニングのポイントを❽に示す.

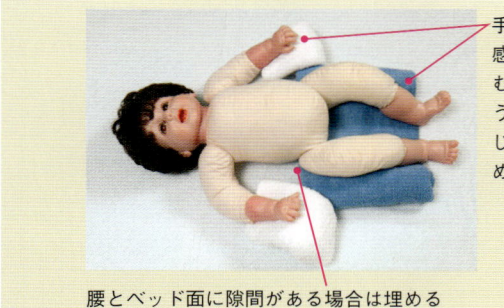

手足は自然な感じに置く
むくまないように心臓と同じか, 少し高めにする

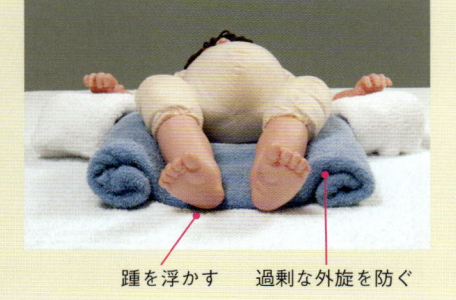

腰とベッド面に隙間がある場合は埋める

踵を浮かす　　過剰な外旋を防ぐ

❽ 仰臥位のポジショニング

注意
- 右記に示した体位 (カエル様肢位, 過剰な外旋) は, 褥瘡予防という面 (肩と股関節に圧がかかる) だけでなく, 発達の面からもしてはいけない体位である.
- 股関節を過剰に外旋した肢位は, 以下の理由により避ける必要がある.
  ① 本来, 側臥位で好発部位となる大転子, 膝外側, 腓骨小頭, 外果に圧がかかるため.
  ② 股関節の靭帯を過剰に緩ませ, 内旋筋, 内転筋の筋力を発揮することを難しくし, 発達を阻害することにつながるため.

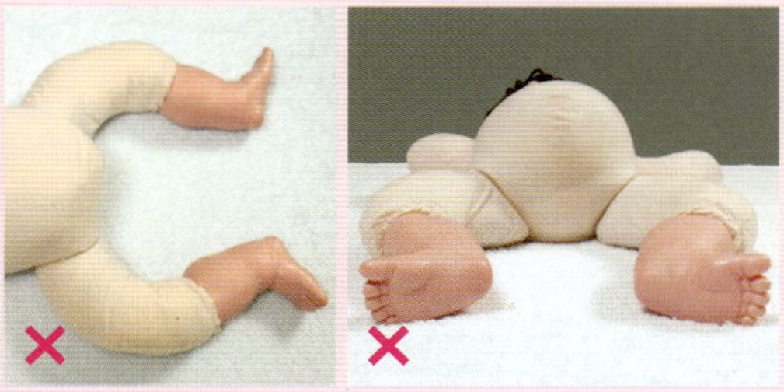

2 小児の褥瘡予防とポジショニングの実際

⭐ 右半側臥位

● 右半側臥位のポジショニングのポイントを❾に示す．

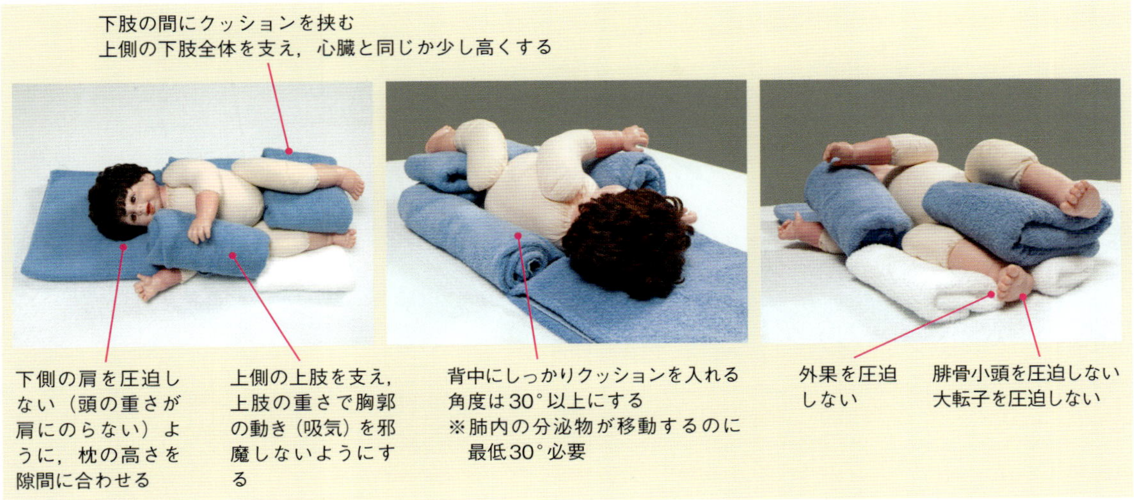

下肢の間にクッションを挟む
上側の下肢全体を支え，心臓と同じか少し高くする

下側の肩を圧迫しない（頭の重さが肩にのらない）ように，枕の高さを隙間に合わせる

上側の上肢を支え，上肢の重さで胸郭の動き（吸気）を邪魔しないようにする

背中にしっかりクッションを入れる角度は30°以上にする
※肺内の分泌物が移動するのに最低30°必要

外果を圧迫しない

腓骨小頭を圧迫しない
大転子を圧迫しない

❾ 右半側臥位のポジショニング

⭐ 右側臥位

● 右側臥位のポジショニングのポイントを❿に示す．

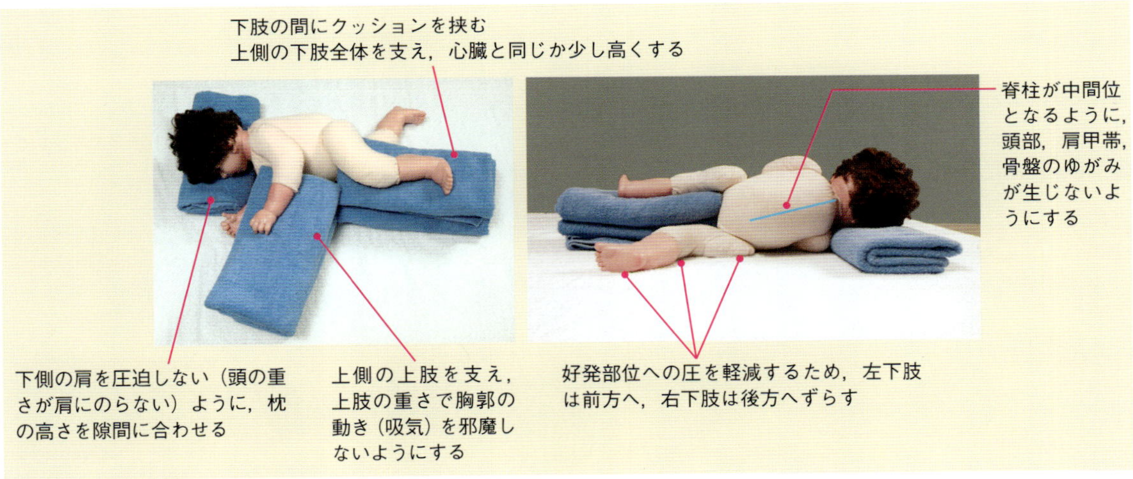

下肢の間にクッションを挟む
上側の下肢全体を支え，心臓と同じか少し高くする

脊柱が中間位となるように，頭部，肩甲帯，骨盤のゆがみが生じないようにする

下側の肩を圧迫しない（頭の重さが肩にのらない）ように，枕の高さを隙間に合わせる

上側の上肢を支え，上肢の重さで胸郭の動き（吸気）を邪魔しないようにする

好発部位への圧を軽減するため，左下肢は前方へ，右下肢は後方へずらす

❿ 右側臥位のポジショニング

⭐ 右半腹臥位

● 右半腹臥位のポジショニングのポイントを ⑪ に示す．

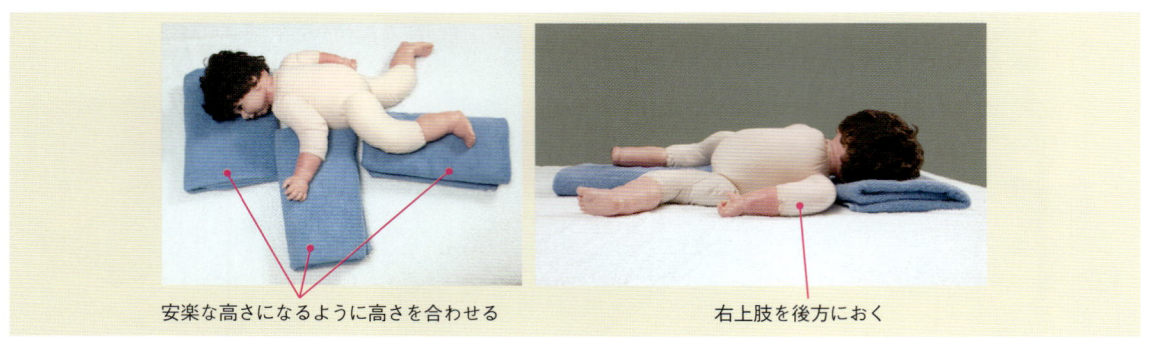

安楽な高さになるように高さを合わせる　　右上肢を後方におく

⑪ 右半腹臥位のポジショニング

⭐ 腹臥位

● 腹臥位のポジショニングのポイントを ⑫ に示す．

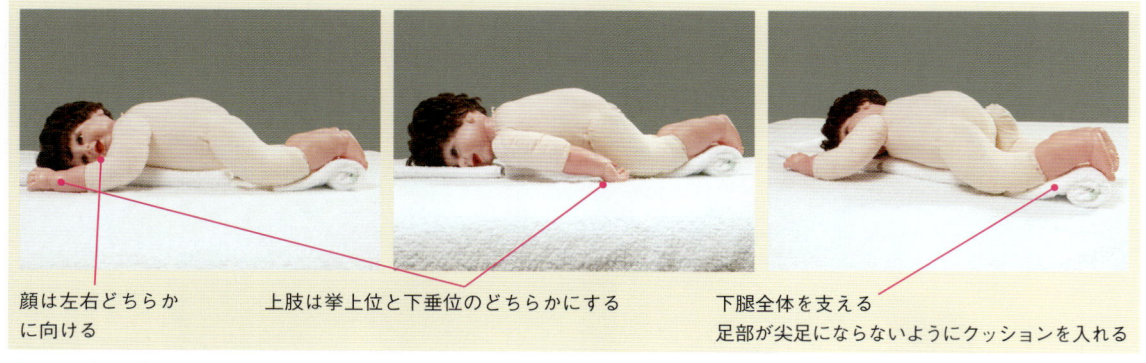

顔は左右どちらかに向ける　　上肢は挙上位と下垂位のどちらかにする　　下腿全体を支える　足部が尖足にならないようにクッションを入れる

⑫ 腹臥位のポジショニング

⭐ 座位

● 座位のポジショニングのポイントを ⑬ に示す．

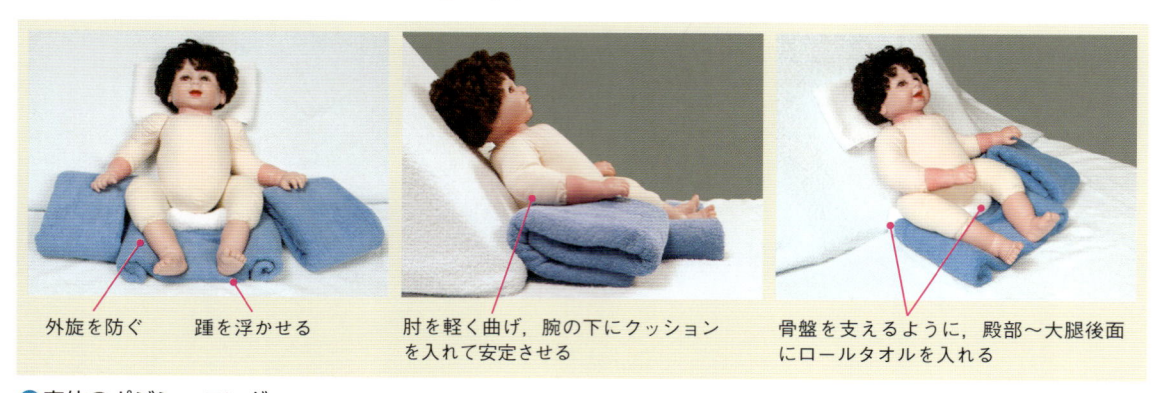

外旋を防ぐ　踵を浮かせる　　肘を軽く曲げ，腕の下にクッションを入れて安定させる　　骨盤を支えるように，殿部～大腿後面にロールタオルを入れる

⑬ 座位のポジショニング

> **注意** 実際のベッドアップでは，
> ①ベッドのリクライニング位置と股関節の位置を合わせる．
> ②ベッドアップ後，「背抜き」する（ベッド面と皮膚との間のずれを解消する）．

24時間のポジショニング計画

- 自発的に動けない幼児を想定して，24時間のポジショニング計画を立ててみよう⓮．
  - 2時間ごとに体位変換する．
  - 食事は座位で，清拭や更衣は仰臥位で行う．
  - 夜間帯に腹臥位となることを避け，それぞれの時間帯にその他の姿勢を割り振る．
  - おむつ交換や抱っこは随時行ってよいこととする．
  - 関節拘縮予防のための関節可動域練習は，主に食前に行うよう計画した（更衣時でも行いやすいと思われる）．
  - まとめると，座位6時間，仰臥位4時間，側臥位左右4時間ずつ，腹臥位と半腹臥位で6時間となる．このように「いろいろな姿勢をとる」という目的を達成できる計画が理想的である．
- 実際には，患児の状態に合わせて，さらなる工夫，バリエーションが必要となる⓯．たとえば，呼吸理学療法の観点からいえば，右上葉に無気肺がある場合は，積極的に左半側臥位，左半腹臥位，座位を，左下葉に無気肺がある場合は，腹臥位，右半腹臥位を積極的に取り入れ

⓮ 24時間のポジショニング計画例

時間帯	予定	姿勢	関節可動域練習
0〜2		右側臥位	
2〜4		左側臥位	
4〜6		左半側臥位	
6〜8	起床，朝食	座位	
8〜10	清拭，更衣	仰臥位	○
10〜12		左半腹臥位	◎
12〜14	昼食	座位	
14〜16		腹臥位	
16〜18		右半腹臥位	◎
18〜20	夕食	座位	
20〜22	更衣	仰臥位	○
22〜24		右半側臥位	

※赤字：食事は座位で，更衣や清拭は仰臥位で行えるようにした．

⓯ ポジショニング計画に影響する事柄とその対応例

経管栄養	・逆流が疑われる場合は昼間はベッドをギャッジアップした座位にする
仙骨に持続した発赤	・仰臥位にはしない ・仰臥位にする際は，クッションなどで除圧を図る． ・マットを変更する．
人工呼吸器の装着	・腹臥位ではなく，右半腹臥位または左半腹臥位をとる ・腹臥位用の特別なポジショニングマットを用意する
夜間	・睡眠を妨げないように3時間ごとの体位変換とする ・おむつ交換のタイミングで体位変換する ・自動変換機能付のエアマットで対応する
筋緊張が高い 拘縮予防の運動に時間がかかる 運動がしにくい 姿勢を変えにくい 落ち着かない姿勢がある	・リハビリテーション科に相談して対応策を検討する

るとよい.
- 褥瘡予防だけでなく，発達や呼吸にも考慮しつつ，いろいろな姿勢を取り入れた計画を立て，随時，皮膚の観察や計画の見直しを行うことが大切である.

（小倉百合）

●文献
1) 大山知樹，西本　聡，武田匡弘ほか：小児における褥瘡好発部位の体圧測定. 褥瘡会誌 2004；6（1）：35-39.
2) 野﨑　誠，佐々木りか子，金子　剛ほか：皮膚科領域─小児の褥瘡の対策と処置. 小児外科 2005；37（12）：1425-1430.
3) 日本褥瘡学会編：褥瘡予防・管理ガイドライン. 照林社；2009.
4) 高野邦夫，蓮田憲夫，荒井洋志ほか：小児における褥瘡管理. 栄養─評価と治療 2006；23（2）：60-62.

5章 ストーマケア

■ ストーマの基礎知識とスキンケア

ストーマの基礎知識とスキンケア

ストーマには，消化管ストーマと尿路ストーマがあるが，ここでは，小児に造設することが多い消化管ストーマを中心に説明する．腹部の面積が小さい，軟便・水様便が多いなど，小児の特徴を踏まえて適切な装具の選択，ケアを実施することが重要である．

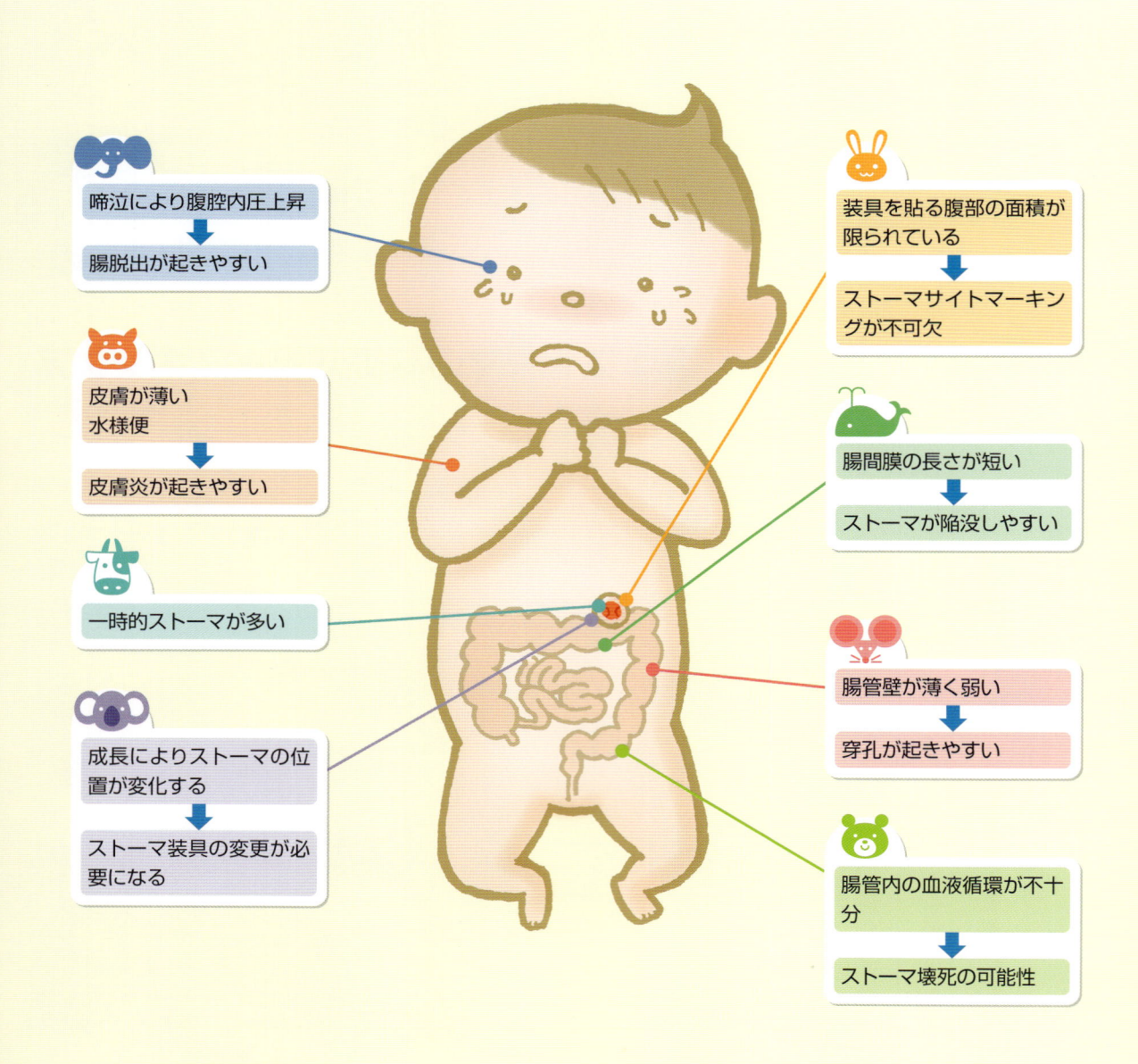

啼泣により腹腔内圧上昇
↓
腸脱出が起きやすい

皮膚が薄い
水様便
↓
皮膚炎が起きやすい

一時的ストーマが多い

成長によりストーマの位置が変化する
↓
ストーマ装具の変更が必要になる

装具を貼る腹部の面積が限られている
↓
ストーマサイトマーキングが不可欠

腸間膜の長さが短い
↓
ストーマが陥没しやすい

腸管壁が薄く弱い
↓
穿孔が起きやすい

腸管内の血液循環が不十分
↓
ストーマ壊死の可能性

小児の特徴とストーマ造設

● 小児の特徴とストーマ造設における問題点を❶にまとめる．

❶ 小児の特徴とストーマ造設における問題点

	小児の特徴	問題点	装具検討におけるポイント
皮膚	角質層が薄く皮膚が脆弱	刺激や感染に弱い 物理的・化学的刺激に弱く皮膚欠損のリスクあり	◎術直後 ・袋が透明で貼付したまま便やストーマの観察が容易なもの ・皮膚保護材を貼付した状態でストーマ周囲のケアができるよう，袋の下方が開放型になったもの ・防臭性が期待できる袋 ・ストーマから離れた状況で便を貯められる大きい袋 ・できるだけ安価なもの
	新陳代謝が激しい	皮膚保護材が溶けやすい 皮膚炎が起きやすい	
体幹	腹部の面積が狭くストーマの造設部位が限られている 術中所見で造設部位の変更もある	ストーマサイトマーキングが不可欠	
	泣くと腹圧が上昇する	腸脱出が起きやすい	
	腸間膜の長さが短い	ストーマが陥没しやすい	
	腸間膜が薄く脆弱	穿孔が起きやすい	
	腸管内の血液循環が不十分	ストーマ壊死の可能性が高い	
	成長によりストーマの位置が変化	肋骨弓寄りに偏位していく ストーマ装具の変更が必要になる	
排便	排便が頻繁	袋から排除する回数が多い	◎退院に向けて ・袋の容量はストーマの種類（造設部位）によって考慮する．4回/日で便を破棄できるものが望ましい ・防臭性にすぐれているもの ・皮膚保護材の適度な粘着剤と硬さがあるもの ・排泄物の性状によって皮膚保護材の成分を変更する（溶解度，吸水性→交換間隔） ・ランニングコストを考慮する
	便性が変化しやすい	皮膚保護材が溶けやすい 皮膚炎が起きやすい	
	排ガスの量が多い	袋からガスを抜く回数が多い	
	便性が年齢によって変化する	小さなストーマでは成長すると狭くなる	
運動	下肢の動きが盛ん	鼠径部の皮膚の動きが大きい	
	月齢に応じて体位が変化する	腹部面積が変化していく ストーマ装具の変更が必要になる	
	月齢に応じて体動が活発になる	皮膚保護材が剝がれやすくなる 閉鎖時期を考慮したストーマサイトマーキングが必要となる	
発達	ストーマを無視した動き	皮膚保護材が剝がれやすくなる 皮膚炎の可能性	
	異常を的確に表現できない	異常の発見が遅れやすい	
	年齢あるいは発達状態によって自己管理できないことが多い	ケアを他者に委ねなければならない	
	一時的ストーマが多い	ストーマ閉鎖後の美容的配慮が不可欠	

消化管ストーマの種類

- 消化管ストーマは造設部位によって，小腸（空腸，回腸）ストーマ，結腸（盲腸・上行，横行，下行，S状）ストーマ，その他のストーマなどに分類できる（❷）．
- 開口部の数により単孔式ストーマと双孔式ストーマに分類される（❸）．
- 単孔式ストーマは腸管口側端を人工肛門にし，双孔式ストーマは腸管口側端を人工肛門に，肛門側端を粘液瘻にしている．
- 双孔式ストーマには，ループ式と離断式があり，離断式は二連銃式（ダブルバレル）と分離式に分類される．
- 小児は一時的ストーマが多いので，双孔式ストーマが主に用いられる．

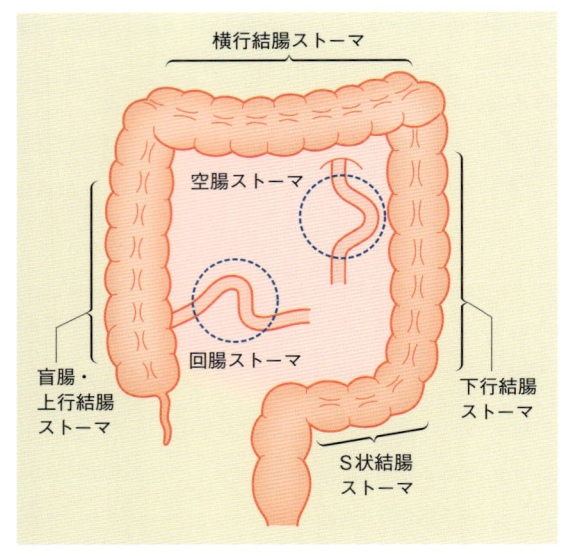

❷ ストーマ造設部位による分類

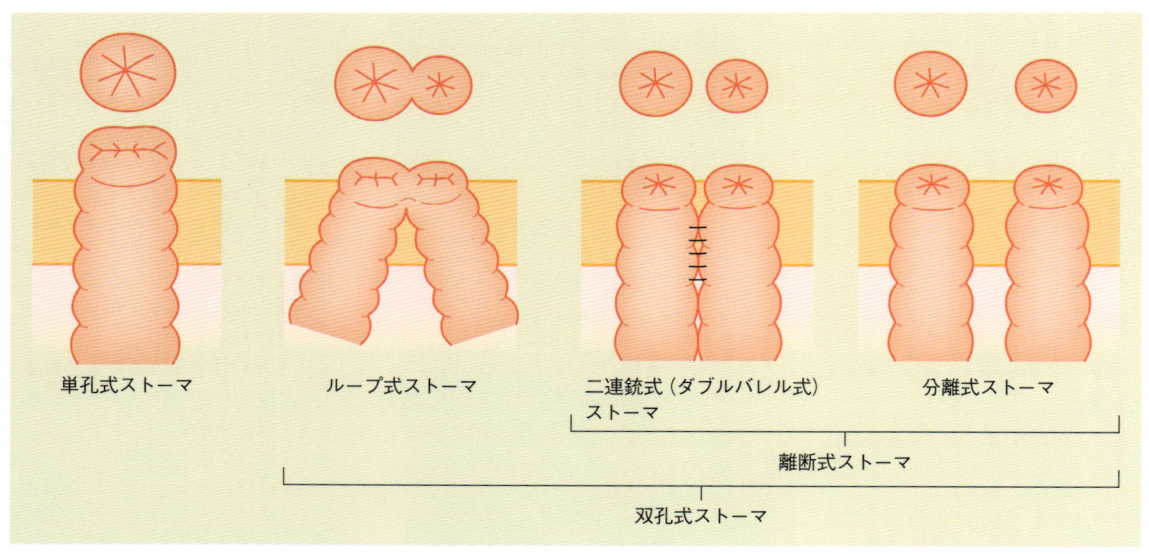

❸ 単孔式ストーマと双孔式ストーマ

小児のストーマサイトマーキング

- ストーマサイトマーキングとは，術前にストーマを造設する位置を決めておくことで，その位置は術後の生活に大きくかかわってくるため，医師と慎重に検討すべきことである．

1）新生児，乳幼児のストーマサイトマーキング
- マーキングディスクは，3,000g前後の成熟児であれば直径6cmの小児用のものを使う．低出生体重児では既製品がないため，厚紙などで

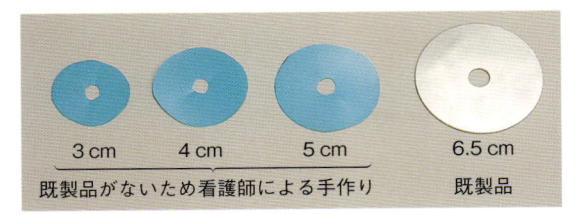

ストーマの基礎知識とスキンケア

❹ マーキングディスク
（3 cm　4 cm　5 cm　既製品がないため看護師による手作り／6.5 cm　既製品）

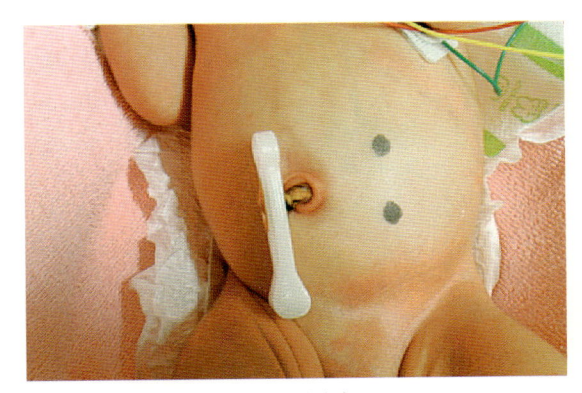

❺ マーキングの実際例（上腹部）

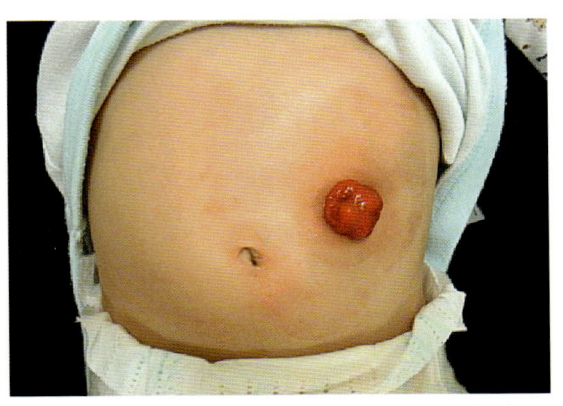

❻ ストーマ造設例（❺のマーキングをもとに造設）

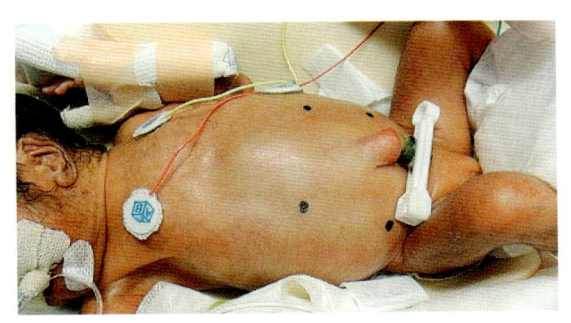

❼ マーキングの実際例（下腹部）

直径5 cmくらいの円盤状の平面を作成し，マーキングディスクとして代用する（❹）．

注意 ●小腸閉鎖やヒルシュスプルング病などでは腹部膨満も認められるため，腹壁面積は広いように見えるが，その範囲は限られたものである．

2）上腹部へのストーマサイトマーキング

- 鎖肛（直腸肛門奇形）などでは，左横行結腸または右横行結腸のように上腹部にストーマが造設される場合が多い（❺，❻）．

手順

① 臥床の状態でマーキングディスク（6 cm）を上腹部におく．
② 肋骨弓と臍の中間にディスクの中心がくるようにあて，かつ腹直筋内にその中心があるかを確認する．
③ マーキングディスクの外縁が肋骨弓直下から離れるように中心の臍の方向にずらしていき，マーキングディスクが平らにおける範囲で検討する．

注意 ●目視でストーマの位置を確認するには，腹直筋の位置をマークし，臍と肋骨弓を結んだ線の中間点から1 cm程度臍よりの位置にその目安をおいている．その後にディスクをあて，安定した平面が得られるかを確認する．

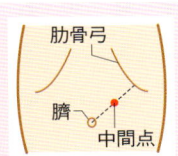

（肋骨弓／臍／中間点）

3）下腹部へのストーマサイトマーキング

- 新生児の場合には術前に十分な検査ができない状態で回腸ストーマや，複数の小腸ストーマを造設せざるを得ないことがある（❼）．
- 事前にストーマとする腸管の位置が予測できなくても，手術全体をデザインすることで，いくつかの位置を候補として選ぶことができる．
- たとえば回腸ストーマであれば下腹部にストーマを造設すると考え，開腹創は上腹部で横切開

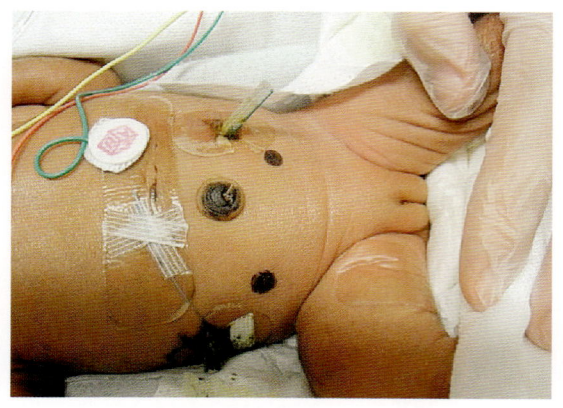

❽ マーキングの実際例（臍部）

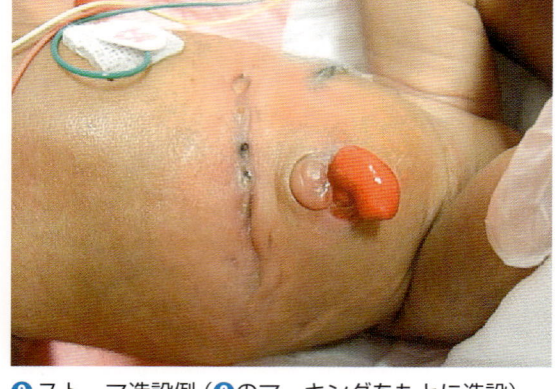

❾ ストーマ造設例（❽のマーキングをもとに造設）

と考えられる．さらに，ドレーン留置の位置も予測し，腸管の出せる位置を下腹部にマークする．その際に，下肢を屈曲させ下腹部に生じる深いしわの存在も確認する．

> **注意**
> ⊙ これらを網羅する位置は相当限られてくる．だからこそ，事前のストーマサイトマーキングは必要であり，行わないと容易に管理困難となる．

4）臍部へのストーマサイトマーキング

- 生後間もない新生児の臍周囲は臍静脈も近く，臍からの感染を危惧して多くの外科医は避けてきた部位であったが，熟練した手術手技があればこの部位にストーマを造設することは可能である（❽，❾）．
- ストーマの位置が腹部の頂点になる．腹壁に脂肪がつくと座位時に臍周囲にしわが入ることがあるため，高さがあるストーマ造設が必要である．

小児に使用するストーマ用品

1）ストーマ装具

- ストーマ装具とは，ストーマを管理するのに用いる物品であり，ストーマに装着する器具のことである．
- 皮膚保護材（面板）とストーマ袋，付属品に分類される．面板とストーマ袋が一体となっているものを単品系（ワンピース）装具，面板とストーマ袋が別になっているものを二品系（ツーピース）装具という（❿）．
- 面板とストーマ袋の形態・構造などは，使用する時期・目的などにより工夫されている．

2）皮膚保護材

- 皮膚保護材は「排泄・分泌物の皮膚接触を防止し，皮膚を生理的状態に保つ作用がある給水粘着剤」と定義されている（日本ストーマリハビリテーション学会）．
- この粘着剤によってストーマ周囲の皮膚に装具を密着させる．装具と皮膚の接点となる接皮面ではストーマからの排泄物や分泌物が吸収され，ストーマ周囲の皮膚は，密閉状態で常に閉鎖環境におかれる．
- 皮膚保護材の多くは，親水性ポリマーと疎水性ポリマーが配合されており，種類によって成分や配合方法，組成が異なる．

3）ストーマ装具の選択

- 小児の発達・症状やストーマの状態を理解し，最適な装具を選択したい（⓫）．

ストーマの基礎知識とスキンケア

⓾ ストーマ装具

⓫ 小児のストーマ装具の選択基準

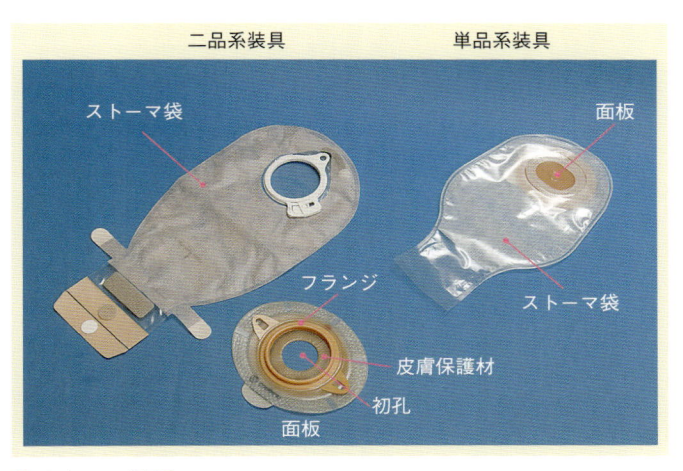

項目	検討内容	装具	装具の特徴
ストーマの位置	・皮膚保護材の接皮面積を60 mm程度は確保する ・皮膚保護材の厚さ（脂肪が厚い場合は硬い保護材がよい） ・皮膚保護材が鼠径部にあたらないようトリミングできるものがよい	パウチキン小児用ワンピースロックンロール（ホリスター）	ソフトフレックス皮膚保護材（装着期間の目安：1〜4日間）を使用した単品系装具 ロックンロール閉鎖具で簡単に閉鎖（3回巻き上げ）できる
		パウチキンこども用ワンピースロックンロール（ホリスター）	ソフトフレックス皮膚保護材（装着期間の目安：1〜4日間）を使用した単品系装具 ロックンロール閉鎖具で簡単に閉鎖（3回巻き上げ）できる エアスペースにより装着時の皮膚の休息が可能
		ノバ1インファントドレイン（ダンサック）	GX親水性皮膚保護材（CPB系，コットンファイバーを含む）を使用し，非常に薄い保護材の構造である

5章 ストーマケア

⓫ 小児のストーマ装具の選択基準（続き）

項目	検討内容	装具	装具の特徴
ストーマの高さ 10 mm 以下の場合	・硬めの面板 ・フランジのあるもの ・ベルトの着用	小児用プロケアー®1・D（アルケア）	プロケア®ウエハー（KPB系皮膚保護材）の面板を使用し、袋接合部に楕円のベルトフック付きリングが装備されている 面板が厚く、ベルトや包帯で固定できる単品系装具
		リトルワン 新生児用 ワンピース インビジクローズ®ドレインパウチ ESサイズ（コンバテック ジャパン）	全面皮膚保護材、新生児（4.5 kgまで）を対象とした装具 皮膚保護材剥離紙にカッティングガイドが印刷されているのが特徴 ストーマの大きさと形に合わせて穴を開けて使用する
皮膚管理状況	・全面皮膚保護材の面板 ・交換間隔は便性や皮膚保護材の種類に応じる ・発赤などがある場合は交換間隔を短くする ・皮膚のびらんがある場合は、パウダーの併用、KG系皮膚保護材にして1〜2日で交換	小児用プロケアー®1・ポストオペ（アルケア）	カラヤプラスト（KG系皮膚保護材）の面板に、フレア袋を装備した単品系装具 術直後に多く用いられる 面板部分を最小50 mmにできるため、低出生体重児にも使用が可能
		こども用カラヤ5ドレイン（ホリスター）	厚み5 mmのカラヤ5シールリング（KG系皮膚保護材）にマイクロポアテープで支持された面板を使用している 単品系凸型装具である テープ部分をトリミングでき、接皮面積を最大60 mmまで小さくできる
排便：軟便	・CPB系の装具を2, 3日で交換	バリケア®ワンピース ドレインパウチ 小児用（コンバテック ジャパン）	バリケア®（CPB系皮膚保護材）の面板を使用した単品系装具 面板部分は最小でも80 mm径くらいまでしかならない

ストーマの基礎知識とスキンケア

⓫ 小児のストーマ装具の選択基準（続き）

項目	検討内容	装具	装具の特徴
排便：水様～泥状	・CPB系の装具にアクセサリーの追加を検討 ・CPBS系の装具の検討	イージーフレックス（コロプラスト）	ニュースイスロールER皮膚保護材の白色の層に伸縮性と柔軟性にすぐれる疎水性ポリマーのSiSを少量配合した皮膚保護材を使用 吸水力，粘着力はニュースイスロールER皮膚保護材の白色の層とほぼ同様である 吸水力にすぐれ，粘着力が比較的弱い 水分を吸収しても溶けにくく長期間の装着も可能である
体動が活発	・粘着力中等度のCPB系を選択 ・ベルトの着用も考慮	アシュラキッズ（コロプラスト）	面板の支持体が放射状のひだとなり皮膚への追従性がある

小児のストーマケア

⭐ 周手術期のストーマケア

ストーマ創の特徴

●ストーマ創は，腸管と皮膚を縫合した創であり，通常の創と比べると次のような特殊性がある．

① 汚染創である

●ストーマ創は，術直後からストーマからの排泄物によって常時汚染される状態にある．
●たとえ十分な前処置を行っても，汚染創には変わりはない．

② 汚染創の一時縫合創である

●痔瘻などの汚染創では，常時排泄物が創に付着するため創感染のリスクが高い．そのため，最初から二次治癒を目的として開放創にして管理する．
●これと全く同じ環境でありながら消化管ストーマの創は，汚染創だからといって開放創としては管理しない．一次治癒を目的に管理する．
●開放創にすると，持続的に排泄物による汚染があるため，治癒環境を整えることができない．炎症期の長期化によって創傷管理に難渋し，最終的に二次治癒をたどって瘢痕治癒からとなってしまう．

③ 異なる上皮組織の癒合を図る一次縫合創である

●通常の縫合は同じ組織（皮膚と皮膚，粘膜と粘膜）同士で行われることが多く，治癒も早い．しかし，ストーマ創は皮膚と腸管という全く異なる組織の癒合を図る創である．
●通常の創よりも治癒に時間を要し，治癒後もわずかな刺激で簡単に破綻しやすい創と認識した

うえでケアしなければならない.

④**清潔操作を必要とする創が周りにある**
- ストーマの周囲には必ず，正中創やドレーン創などの清潔創がある.
- 清潔創はストーマの排泄物から完全に遮断した管理を行わないと，創が汚染され創感染を起こす危険性がある.

⭐ 術直後のストーマケア

- ストーマ造設直後は，手術侵襲により全身状態が不安定なため，十分注意しながらケアを行う必要がある.
- 合併症の予防・早期発見に努め，同時に両親のストーマ受容の支援も行っていく必要がある.
- 術直後には静菌作用が高く，ストーマ粘膜を保護し，隙間への充填性もよいとされるKG系皮膚保護材を主体とした装具（小児用プロケアー®1・ポストオペなど）を用いる.
- 新生児であっても造設直後からストーマ装具を装着することが必要となる．脆弱な皮膚であるため装具選択には十分な配慮が必要である（⑫）.
- 術後1週間をめどに抜糸が実施されるまでは，原則的に毎日装具交換を行い，ストーマ粘膜，粘膜皮膚接合部，ストーマ周囲の皮膚の観察を行う.

⑫ **ストーマ早期合併症と術直後の装具の条件**

部位	種類	症状	原因	術直後の装具の条件
ストーマ粘膜	ストーマ壊死	ストーマ粘膜が黒色を呈する 粘膜が硬く，光沢がない	腸管や粘膜に過度の緊張がかかり，血流障害が起きていることが原因	①ストーマや排泄物が観察できる透明な袋 ②皮膚保護性のあるもの ③ストーマを傷つけないもの ④清潔創から離れた場所で排泄処理が行えるもの ⑤ストーマや周囲皮膚，腹壁に適応しているもの ※絶対に排泄物がもれないケアが大切
	ストーマ浮腫	ストーマ粘膜の弾力がなく，硬い	手術時に腹壁の切開が小さすぎると循環不全が起こり発生する	
ストーマ粘膜皮膚接合部	感染	発赤，腫脹，熱感，排膿などの症状がある	術前の低栄養，免疫低下 術後の不適切な創管理によるもの	
	ストーマ粘膜皮膚離開	粘膜皮膚の縫合糸がはずれ，粘膜と皮膚が離開し開放創となる	ストーマ壊死，感染などにより発生する 低栄養や免疫低下の状態で，創治癒遅延が起こる	
ストーマ周囲皮膚炎	接触性皮膚障害	発赤，疼痛，びらんなどの皮膚症状を呈す	排泄物の付着 アルコール含有のケア用品 機械的刺激（剥離刺激，頻繁な交換） 不適切なスキンケア 皮膚保護材のアレルギー テープの粘着剤のアレルギー	

在宅移行時のストーマケア

- 抜糸する頃には授乳量も増え，排便量も増えてくる．
- 排便量が増えるとストーマ装具の面板が溶解しやすくなるため，面板はCPB系皮膚保護材に変更することが多い．
- 在宅を念頭においてストーマ袋の形態も扱いやすさを重視した選択をする．
- 皮膚保護材の溶解が5mm程度を超えると保護材溶解部分の皮膚炎の発生リスクは高くなる．交換頻度をどの程度にするかは装具交換のたびに検討する必要がある．

装具の交換方法

必要物品
- 装具の交換に必要な物品は❸のとおり．

交換の手順

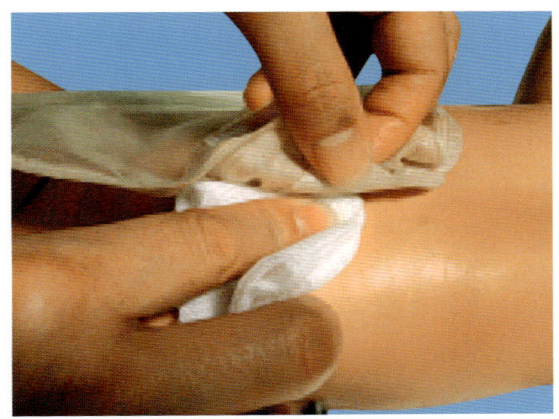

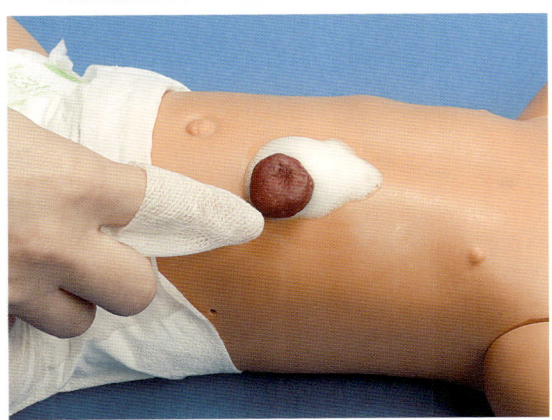

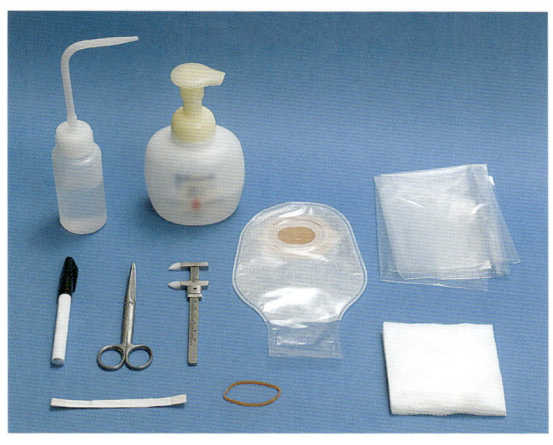

❸ **必要物品**
皮膚保護材（面板），ストーマ袋，クリップ（または輪ゴム），石けん，おしり拭き（またはガーゼか布），ものさし（またはゲージ），ストーマ用はさみ，ビニール袋，お湯，油性ペン

① 必要物品を準備する．
② やさしくゆっくり装具を外す．
- おしり拭き（またはガーゼか布）をお湯でぬらし，ストーマ袋の接着面周辺を湿らせ，皮膚を指で押さえながらゆっくりと剥がす．
- 必要時にはリムーバーを使用し剥離する．

※実際には手袋を着用して行う（以下同）．

③ おしり拭き（またはガーゼか布）にお湯と石けんをつけてストーマ周囲皮膚についた便や皮膚保護材，汚れを落とす．
- ストーマのきわ（皮膚と粘膜を縫い合わせた部分）もよく洗う．
- 強くこすり過ぎないよう注意する．

④ ぬれたガーゼや布で石けんを落とす．
- このままシャワーや浴槽のお湯で洗い流してもよい．

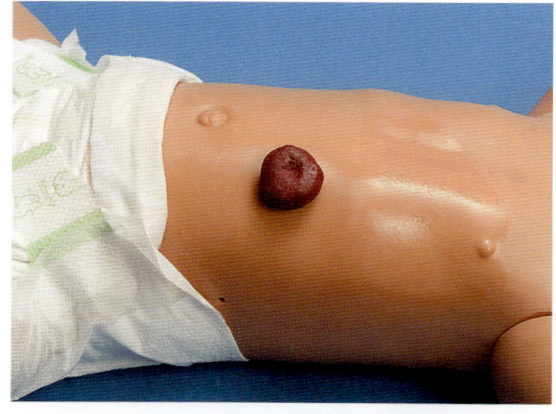

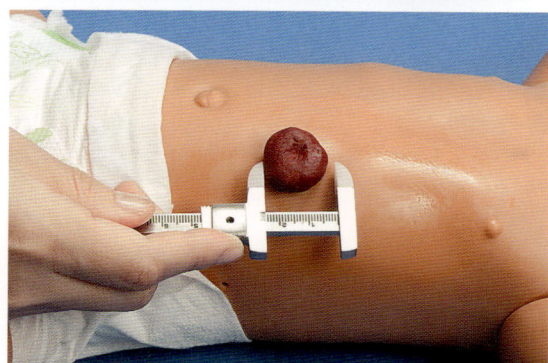

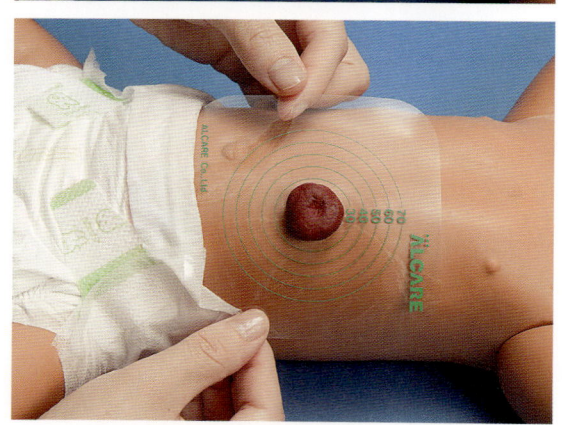

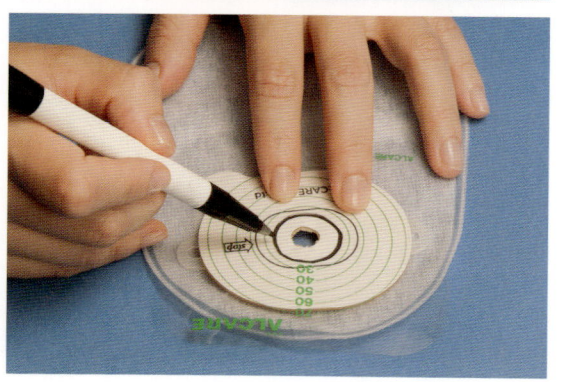

❺ 皮膚をよく乾かす．
- シャワー浴でここまで行った場合は，風呂場を出て湿気の少ない場所でよく乾かす．
- 乾いたガーゼや布で水分を拭き取る．
- わずかな時間でも空気浴をするとよい．

> **注意**
> - ドライヤーの熱風で皮膚を乾かすことはしない．
> - 消毒の必要はない．

❻ ストーマのサイズを計る．
- ものさしやゲージを使ってストーマの根元の縦横を計測する（型紙をストーマに合わせて確認してもよい）．

❼ 型紙を作る．
- 型紙に計測した長さで縦と横の線を引き，ストーマの形に合わせて円を描く．
- 面板と他のストーマ袋を合わせて使用する場合は，接着面はストーマ袋の内側から1.5〜2 cmの幅として型紙を作る．

❽ 面板に型紙を合わせて印をつける．
- 肋骨弓や上前腸骨棘，鼠径部のしわ，臍にかからないようにする．
- 測定の頻度はストーマの大きさに変化がなければ，1か月に1回程度でかまわない．

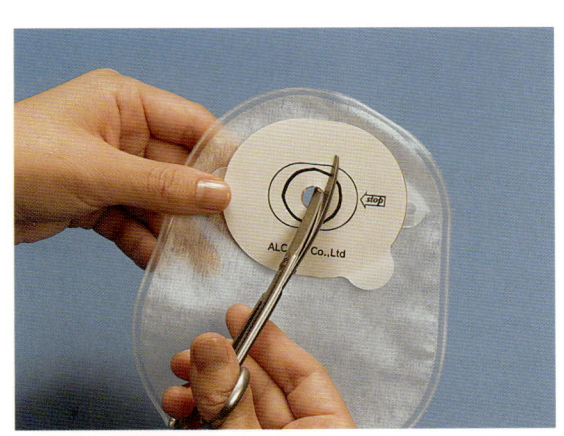

ストーマの基礎知識とスキンケア

❾ 面板を型紙に合わせて切る．

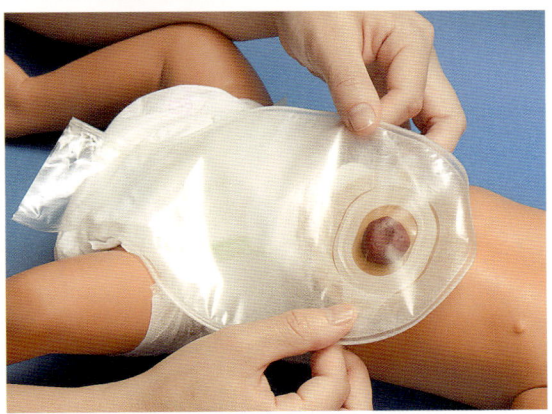

❿ 面板をストーマにあてて穴のサイズを確認する．
  • 穴の大きさを調整する．

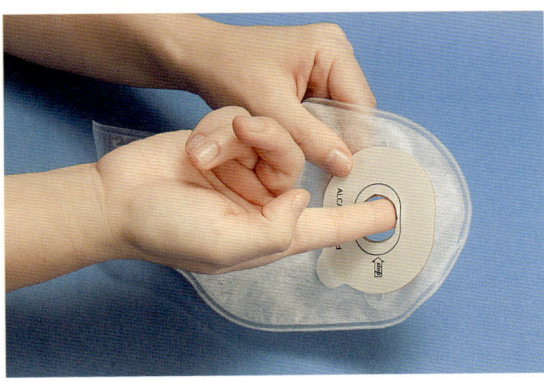

⓫ 面板の切り口を指でなでて確認し，滑らかにする．

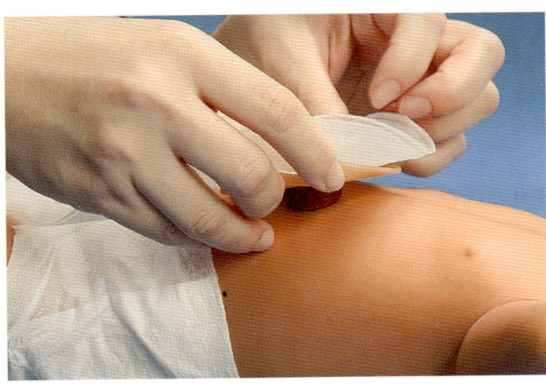

⓬ 皮膚が乾いたことを確認してからストーマ袋を貼る．
  • ストーマ周囲をよくおさえて，面板を密着させる．

注意 ⦿ ストーマ袋を貼る方向を間違えないようにする．
  ⦿ 乳児の場合，寝ていることが多く便が側腹に流れるので，ストーマ袋は横に貼る．

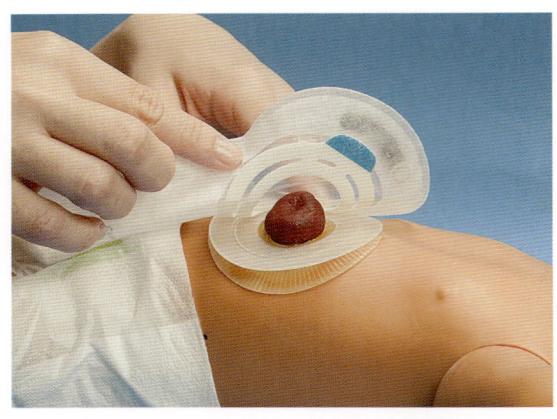

❸ 面板とストーマ袋を組み合わせる（ツーピースの場合）．

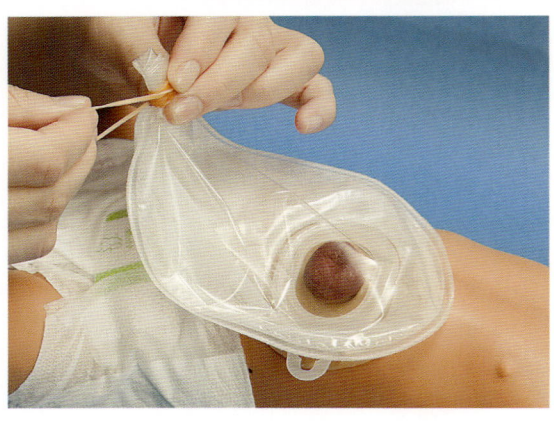

❹ ストーマ袋の排泄口を閉じる．

:::: ストーマ袋にたまった排泄物を捨てる目安 ::::

- ストーマでは自分の意思に関係なく便やガスが出てくる．これをストーマ袋で受け止め，たまったらトイレに流す（自然排便法）．
- この方法は身体のはたらきに自然で無理がない．袋の中の便が1/3 くらいにたまったら排泄口から出すようにする．ガスも同様にストーマ袋がいっぱいになる前に出す．
- 排泄口から便を出したら，便で汚れた排泄口をティッシュペーパーで拭き取る．取り出した便はトイレに捨てる．

⭐ 退院後のストーマケア

- ストーマを保有していても快適に生活が送れるように，また，子どもの成長発達を促すことができるように，継続的な支援が必要となる．そのためには以下のことが重要である．

1）体格や生活状況にあった装具の選択

幼児期前期

- 平均体重 9～12 kg，身長 75～90 cm．腹部はまだ突出していて，いわゆる幼児体型である．
- 上腹部に対して下腹部の面積はまだ狭いため，下腹部にストーマを貼付する場合は直径 7 cm 程度は必要である．
- 発汗量は成人の2倍．皮膚保護材が吸収するスピードを上回る速さで大量に発汗すると，皮膚保護材はふやけ，粘着力が低下し，便漏れが起こりやすい状況となる．
- この時期は，① 活発な遊びが制限なくできるように，② 確実に1日は貼付できるように装具を選択する．しかし，腹壁の貼付面積が狭いため，直径 7 cm 前後まで面板の貼付面積を調整できる装具を選択する．

- ベルトや弾性包帯を用いることで腹部に追従しやすくなる.

幼児期後期
- 平均体重15～19 kg, 身長95～110 cm. 下腹部の面積も増えるため装具は安定しやすい. しかし, 活動量もさらに増えるため装具の安定は難しくなる.
- 活動量が増えることで発汗量も依然として多いため, 短期間で交換できる装具を選択する.
- 装具交換の頻度から経費を考慮すると, 単品系装具を選択することが多い.
- 手の操作性が発達する時期でもあるため, 排泄口に閉鎖具が取り付けてある装具を選択すると排泄の処理を自分でできる子どももいる.

2）セルフケアへの支援
- 幼児期後期は, 言葉やシンボルを使い想像遊びができ, 質問もできるようになる.
- ストーマ装具への関心も出てくる時期であるため, ケアの準備や便の処理, 閉鎖具の開け閉めなど, できることを増やしていくかかわりが大切になる. しかし, トイレ周囲や衣類を汚さずに便を処理することは難しいため, 介助は必要である.
- この頃は, ストーマを他の人ももっていると思っていたり, なぜ自分はストーマをもっているのか, といった疑問をもつ子どももいる.

⑭ セルフケアの段階
1. 袋に排泄物がたまったことを伝えられる
2. 排泄物が漏れていることや皮膚に異常があることが伝えられる
3. 必要物品を揃えられる
4. 装具装着の手順がわかる
5. 母親に協力してもらい必要な物品を渡すことができる
6. 袋の閉鎖具を開けて排泄物を排除できる
7. 装具を便・尿の排泄のないときにタイミングよく貼付することができる
8. 排泄物を出したあとに排泄口を清潔に拭くことができる
9. 手指を清潔にすることができる
10. 衣類やトイレ周囲を汚すことなく排泄物を処理できる

- 集団生活では, 排泄の自立が一つの課題となる. ストーマを保有していても, 健康な子どもと同様に排泄はトイレで行うなどのことからトイレットトレーニングを行っていくことが必要である.
- ストーマに愛着を感じるようになったり, ケアを通じて自分自身が愛されていると実感できたりする体験は, その後の自尊心を育てていくことにもつながる.
- セルフケアの段階は, ⑭のように段階的に進めていくことが必要となる.

（村松　恵）

● 文献
1) ストーマリハビリテーション講習会実行委員会編：ストーマリハビリテーション―実践と理論―. 金原出版；2006.
2) 日本小児ストーマ・排泄管理研究会学術委員会, 溝上祐子, 池田　均編：小児創傷・オストミー・失禁管理の実際. 照林社；2010.
3) 大村裕子編：カラー写真で見てわかるストーマケア　基本手技・装具選択・合併症ケアをマスター. メディカ出版；2006.

6章 瘻孔のスキンケア

1. 胃瘻を要する疾患と胃瘻造設術
2. 胃瘻を造設している患児のスキンケア
3. 気管切開をしている患児のスキンケア

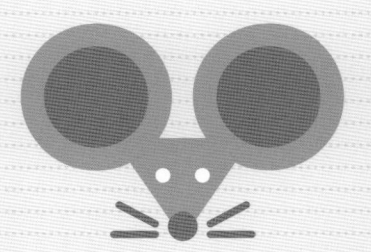

6章 瘻孔のスキンケア

1 胃瘻を要する疾患と胃瘻造設術

胃瘻とは

- 胃瘻は腹壁を通して「胃内と体外を結ぶ瘻孔」であり，必要に応じて造設される．
- 通常は瘻孔にカテーテルを留置し，カテーテル内腔が胃と体外交通の役目を果たしている．
- 胃体下部～前庭部大彎寄りにあたる左上腹部に造られることが多い．
- 胃瘻の多くは，何らかの理由で経口摂食できない小児の経腸栄養のバイパス経路として，栄養投与目的に用いられる．
- また，重度の呑気症（空気嚥下症）や胃幽門・上部小腸閉塞例における減圧目的にも用いられる．
- 胃瘻は手術的に造設される．特有の合併症が起こりうるため，扱いには注意が必要である．

★ 胃瘻を要する疾患（一時的・永久的）

- ヒトは口から食事を摂り，消化管で消化・吸収して栄養をまかなっている．しかし，さまざまな理由で，経口摂取ができない場合もある（❶）．
- 口から胃までは食物を運べないが，胃以下の消化管には消化・吸収の問題がない場合に，胃瘻があれば，経口摂取とほぼ同様の栄養摂取を期待できる．
- 胃瘻は一度造設しても，後に閉鎖することができる．特に小児においては乳児期に胃瘻を造設し，成長・治療過程において胃瘻が不要となり，閉鎖に至る症例は珍しくない．

1）物理的な通過不全

- 口，口腔内，舌，咽頭，喉頭，食道など，胃に至る消化管に不可逆的もしくは長期間にわたる狭窄・閉塞がある場合．
  - ① **先天性**：頸部・舌・咽頭周囲の腫瘍性病変（奇形腫，リンパ管腫，血管腫など），食道閉鎖症，気管食道瘻など．
  - ② **後天性**：食道の外傷による狭窄・閉鎖（ボタン電池誤飲による食道潰瘍後など），頸部・舌・咽頭周囲の腫瘍性病変．

2）機能的な通過不全

- 前述のいずれかの部位に神経・運動障害があり，嚥下・蠕動などに困難がある場合．
- 重症心身障害児においては，経口摂取は誤嚥につながることが多い．
- はじめは経鼻胃管を利用することが多いが，成長とともに側彎による胃管挿入困難や頻繁な自

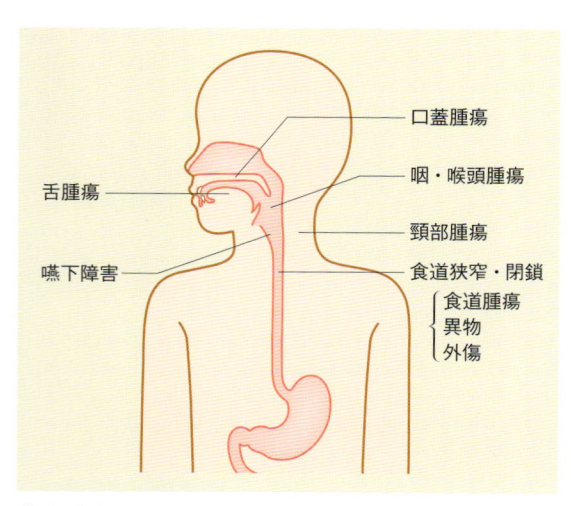

❶ 胃瘻造設の適応となる病態
口から胃に至る部位の通過不全を生じる病態．

（図中ラベル：口蓋腫瘍，咽・喉頭腫瘍，舌腫瘍，頸部腫瘍，嚥下障害，食道狭窄・閉鎖，食道腫瘍，異物，外傷）

己抜去により，胃管栄養での管理が困難になると，胃瘻造設が選択されることが多い．

3）その他
- 強度の呑気症で曖気（げっぷ）ができない場合，胃の脱気，排液が慢性的に必要な病態など．

胃瘻造設術・術式

- 胃瘻造設術は大きく2つに分けられる．

胃内視鏡にて胃を空気で膨らませ，腹壁に胃壁を密着・固定して胃内を観察しながら瘻孔を造設する方法（経皮内視鏡的胃瘻造設術：PEG）

- PEG（percutaneous endoscopic gastrostomy）には，経口的に胃瘻カテーテルを挿入し，胃内から胃壁，腹壁の順に貫通して体外へ導いて瘻孔を作成する方法や，胃瘻カテーテルを，腹壁，胃壁の順に貫通させる方法がある．
- その他，細かい点で異なるいくつかの方法があり，それぞれ適応と長短所がある．
- 成育医療研究センターでは鮒田式胃瘻造設キットを用いて行っている（❷）．

手術的に胃を直接持ち上げて，瘻孔部分を腹壁に固定する方法

- 開腹もしくは腹腔鏡下に胃の瘻孔部と腹壁瘻孔部を直接縫合する．
- PEGが困難である症例（消化管内視鏡挿入が困難である場合や，胃瘻造設位置に結腸が重なり，適切に胃瘻を造設できない可能性がある場合）や，新生児に対して，単独で胃瘻造設を行う場合もあるが，他の腹部手術（特に噴門形成術）と同時に施行されることが多い（❸）．
- 最近ではPEGの合併症を避ける目的で腹腔鏡での観察を併用しながら，内視鏡的胃瘻造設術を行うこともある．

胃瘻造設術後の合併症（早期合併症・晩期合併症）

- 胃瘻造設術後に起こりうる合併症がいくつかある．胃瘻造設がどのように行われて，構造がどうなっているかを理解していると，症状の原因を理解しやすい．
- 小児の胃瘻は成人と比較して，胃瘻カテーテル周囲からの胃内容の漏れが発生しやすい．
- 腹壁が薄いため瘻孔部のカテーテルの径に比して，瘻孔長が短くなることが原因の一つと考えられる．
- 体が柔らかく体動が大きく，呼吸や運動とともに胃瘻カテーテルが大きく動くことも原因と思われる．
- 漏れが続くと，瘻孔径は次第に大きくなり，さらに漏れがひどくなる悪循環へ陥る．漏れは瘻孔周囲皮膚の障害に発展し，さらに瘻孔を不安定化する．

早期合併症

1）出血
- 胃瘻造設直後は一時的に止血した部分から再出血が起こる可能性がある．
- 胃壁や腹壁の血管からの出血であるが，経過観

6章 瘻孔のスキンケア

肛側 **口側**
内視鏡
胃
空気
内視鏡による胃瘻造設部位選択

2か所
鮒田式針穿刺

固定した2か所の中心を穿刺する

穿刺針
外筒

バルーン
蒸留水

外筒を抜去し外す

固定プレート

胃瘻造設術終了

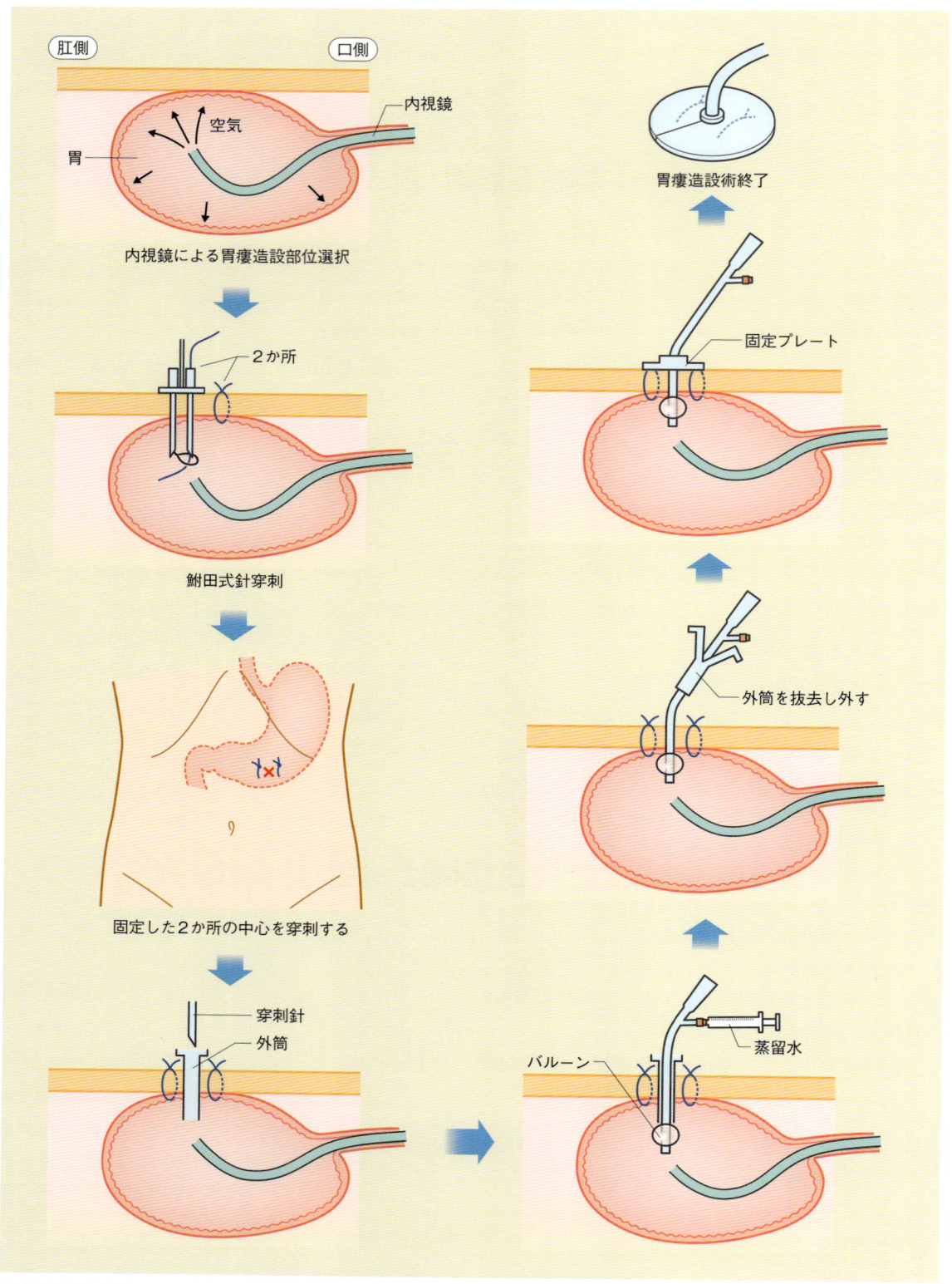

❷ 鮒田式胃瘻造設キットを用いた経皮内視鏡的胃瘻造設術（PEG）

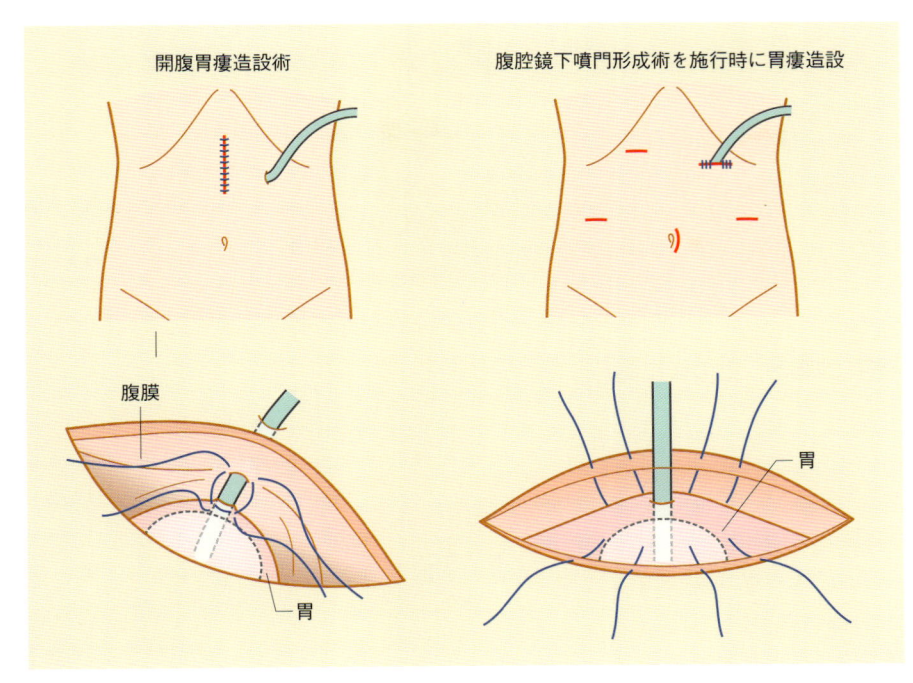

❸ 開腹胃瘻造設術

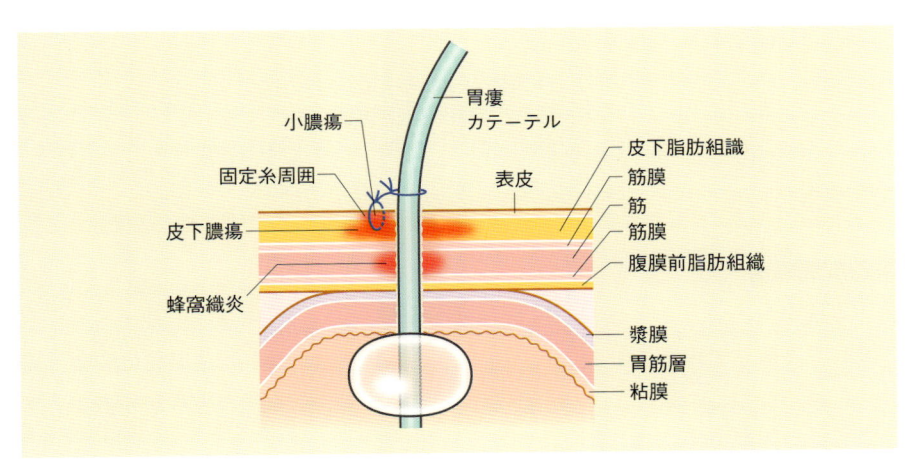

❹ 胃瘻部感染
瘻孔を形成する腹壁の各層，特に皮下脂肪組織層に膿瘍形成や蜂窩織炎を認めることがある．またカテーテルの固定糸周囲にも小膿瘍，皮膚潰瘍を形成する．

察や圧迫だけでは止血されない場合もある．

2）気腹
- 造設時術中に生じることが多いが，腹壁と胃壁の癒着が完全でなく，隙間を生じると胃内の空気が腹腔内に漏れることがある．
- 安定化するまでは発生する可能性がある．

3）感染
- 瘻孔壁面は術後初期にはむき出しの傷口になっており，凝血塊の溶解や組織からの滲出液もあり，細菌の侵入を完全に防ぐことはできない．
- ドレナージがうまくできないと，皮下や筋層レベルに蜂窩織炎や膿瘍を形成することがある（❹）．

4）瘻孔開大
- 瘻孔が安定化するまではカテーテルが動揺したり，胃内容の持続的な漏出が生じると，瘻孔がどんどん開大してしまうことがある．
- 特に瘻孔を腹腔鏡下手術のポート部に作成した場合に，縫合閉鎖した瘻孔脇の壁部分が開きやすい（❺）．

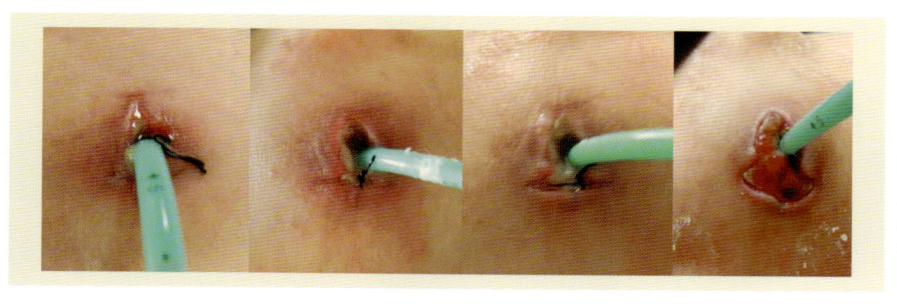

❺ 瘻孔開大
腹腔鏡下噴門形成術＋胃瘻造設術後の胃瘻カテーテル刺入部の瘻孔径が増大している．

5）カテーテル交替時の瘻孔破壊と，その後に起きる腹腔内迷入

- 最も避けたい合併症である．
- 腹壁・胃壁間の癒着が完成していない術後初期のカテーテル交替時に腹壁・胃壁間に間隙を生じ，カテーテル先端が胃内に入らず，腹腔内に迷入してしまうことがありえる．
- そのことに気が付かずカテーテルを使用して注入を開始すると，腹膜炎となる（❻）．

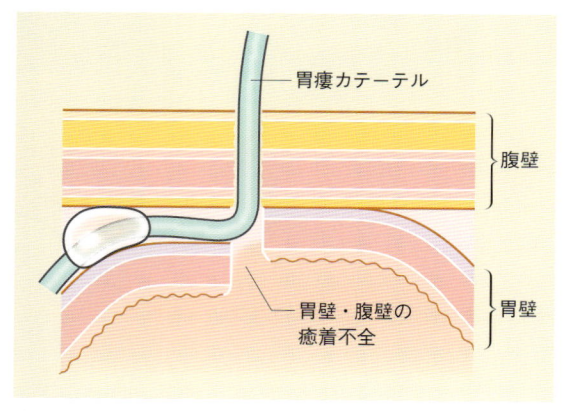

❻ 胃瘻カテーテルの腹腔内迷入
瘻孔完成前は腹壁と胃壁の癒着が完全でなく，カテーテル交換時に瘻孔外（腹腔内）に迷入することがある．

⭐ 晩期合併症

1）漏れ・機械的刺激による皮膚障害

- 胃瘻はカテーテルを通して使用するが，カテーテル脇からの胃内容の漏れやカテーテル自体が皮膚に接触して押しつけられたりする刺激により，瘻孔辺縁の皮膚にびらんや潰瘍を生じることがある．
- 普段安定している小児でも，胃腸炎など何らかの理由によって胃の動きが悪くなると，漏れは生じる．
- 身体が大きくなり，皮下脂肪が厚くなると，胃瘻ボタンの瘻孔部分の長さが相対的に短くなる．
- その場合には，瘻孔辺縁の皮膚をボタン接続部が圧迫するようになるため，皮膚障害を生じやすい．
- 瘻孔が徐々に斜めになる場合もあり，胃瘻カテーテルが傾いて，一方向の皮膚を強く圧迫するようになってしまうこともある．

2）唇状瘻の形成

- 胃瘻の瘻孔内壁表面は瘻孔作成時には胃壁，腹壁の筋肉や筋膜，脂肪組織など各層が露出している．
- しかし創傷治癒過程が進み，胃瘻が安定化してくると同時に，徐々に上皮化が進んでくる．
- そのとき，体表側の表皮が瘻孔内の深い位置まで覆ってくるのが理想的だが，胃内容の漏出が多い場合は胃液にさらされる瘻孔壁を保護する生体防御反応として，胃粘膜が瘻孔の奥から連続性に這い上がってくる．
- 進行すると胃粘膜は体表にまで至り，赤い粘膜のヒダが瘻孔周囲に突出する形態を呈する．これが唇状瘻である（❼）．
- 胃内容の漏出が多いのが特徴的で，反応性にで

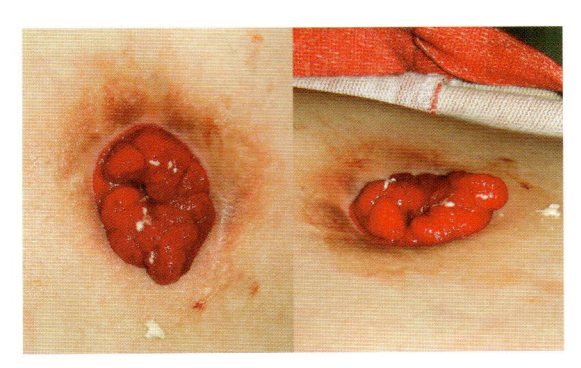

❼ 唇状瘻
瘻孔径が拡大し，胃粘膜が突出している．

きる不良肉芽組織などと異なり，軟膏や化学物質で除去することはできないため，ケアに難渋する．
- この場合は，瘻孔壁の粘膜ごとすべてくり抜くように切除する必要がある．

3）自己（事故）抜去
- 小児では，ボタンを引っ張って抜いてしまったり，服を脱がせるときに引っかかって抜けてしまったり，ということが起こりやすい．
- バルーン型，バンパー型いずれの胃瘻ボタンでも起こりうる．
- バルーン型の場合，胃瘻ボタンの破損や蒸散により固定水が抜けているときだけでなく，バルーンが膨らんだままでも抜去されることがあり，その際には瘻孔に損傷が生じることがある．
- 一時的な損傷で自然修復する場合が多いが，なかにはこれをきっかけとして，恒常的に瘻孔からの漏れが起こるようになる例もある．

4）胃瘻カテーテルの引き込み
- 胃内に留置されたバルーンには胃の蠕動により奥へ運ばれる力がはたらき，結果としてカテーテル全体が引き込まれたり，カテーテルの接続部が瘻孔辺縁の皮膚に強く押しつけられた状態が続いたりすることがある．
- このような圧迫により瘻孔辺縁の皮膚が障害されることがある．

（藤野明浩）

● 文献
1) 合田文則編著：胃ろうPEG管理のすべて―胃ろう造設からトラブル対策まで―．医歯薬出版；2010．

2 胃瘻を造設している患児のスキンケア

成人とは異なる小児の特徴を踏まえて，胃瘻を造設している患児に何が起こりやすいのか，なぜ起こるのかを理解して，予防的ケアを行うことが大切になる．

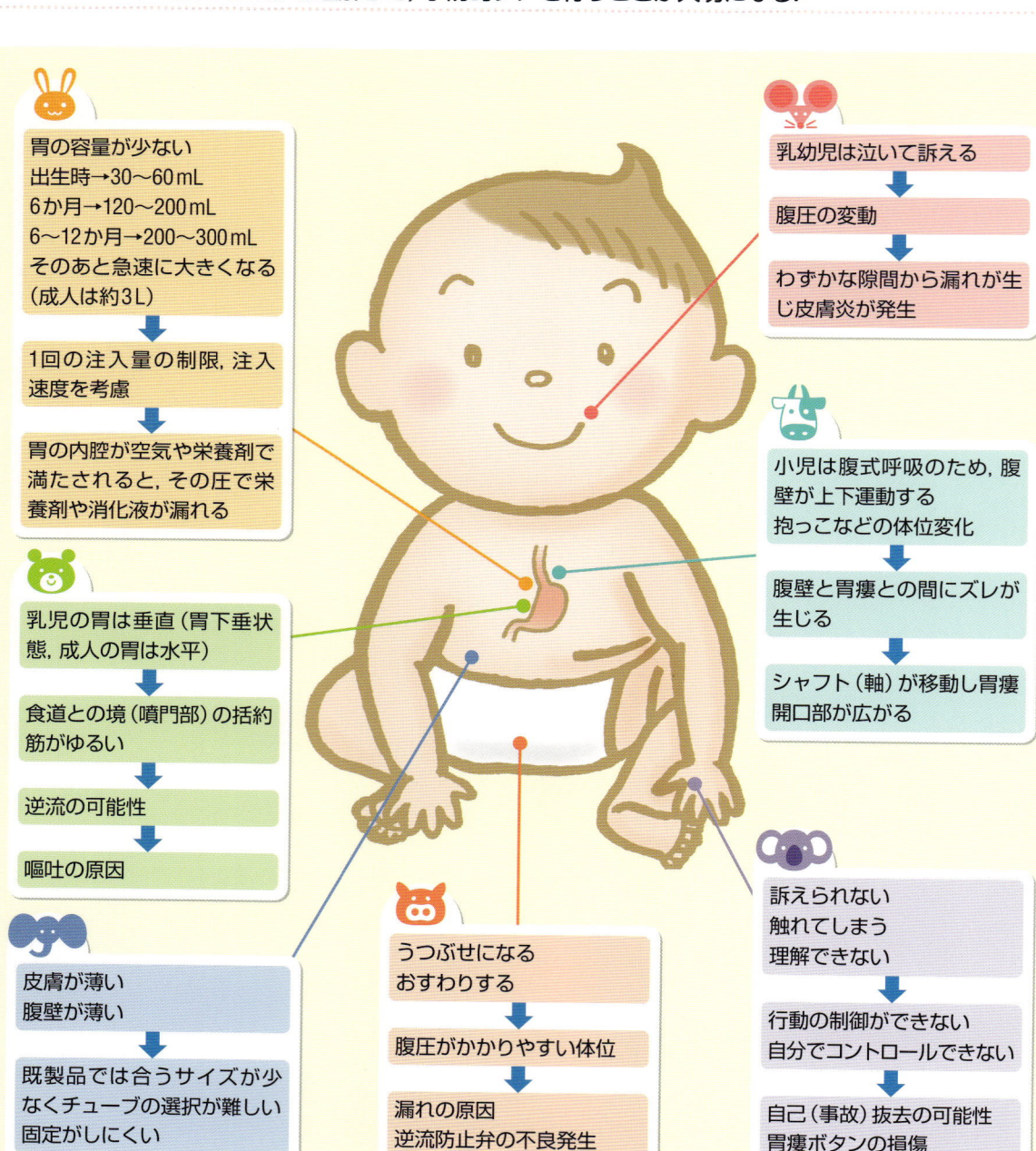

胃の容量が少ない
- 出生時→30〜60 mL
- 6か月→120〜200 mL
- 6〜12か月→200〜300 mL
- そのあと急速に大きくなる（成人は約3 L）

↓

1回の注入量の制限，注入速度を考慮

↓

胃の内腔が空気や栄養剤で満たされると，その圧で栄養剤や消化液が漏れる

乳児の胃は垂直（胃下垂状態，成人の胃は水平）

↓

食道との境（噴門部）の括約筋がゆるい

↓

逆流の可能性

↓

嘔吐の原因

皮膚が薄い
腹壁が薄い

↓

既製品では合うサイズが少なくチューブの選択が難しい
固定がしにくい

うつぶせになる
おすわりする

↓

腹圧がかかりやすい体位

↓

漏れの原因
逆流防止弁の不良発生

乳幼児は泣いて訴える

↓

腹圧の変動

↓

わずかな隙間から漏れが生じ皮膚炎が発生

小児は腹式呼吸のため，腹壁が上下運動する
抱っこなどの体位変化

↓

腹壁と胃瘻との間にズレが生じる

↓

シャフト（軸）が移動し胃瘻開口部が広がる

訴えられない
触れてしまう
理解できない

↓

行動の制御ができない
自分でコントロールできない

↓

自己（事故）抜去の可能性
胃瘻ボタンの損傷

どのような皮膚リスクがあるか

★ 小児の特徴を理解する

- 成長発達によって体格の変化が大きいので，成人と比べると，必然的に胃瘻ボタンのサイズ変更の頻度が多くなる．
- 胃瘻ボタンの交換操作が多くなると，胃瘻開口部が広げられるため，消化液や栄養剤が漏れる機会も増え，皮膚障害が起こりやすくなる．

1) 胃瘻管理でいちばんの問題は「漏れ」

- 小児の胃瘻管理でいちばん問題となるのは，「漏れ」である．漏れが起こる原因は❶のとおり．消化液や栄養剤の漏れにより，皮膚障害が発生し，その後の管理が難しくなる．
- 小児の成長発達は著しいため，新生児→乳児→幼児→学童→思春期→成人と体格が大きく変化する（❷）．
- 体重増加に伴い，皮下脂肪が増え，腹壁が厚くなるため，胃瘻ボタンが皮膚に埋もれてしまい，挿入部の皮膚を圧迫する．そのままにしておくと，挿入部の皮膚に摩擦や圧迫が加わり，発赤，潰瘍形成の原因になる．逆に体重が減少すると，胃瘻ボタンと腹壁の隙間が広がり，消化液が漏れやすくなる．

2) ケアのポイント

- 病棟や外来では，交換ごとに以下の点を観察することが重要である．
  ① 体重の増減があるかどうか．
  ② 腹壁とシャフトの隙間に5〜10 mmほどの余裕があるかどうか．
  ③ シャフトの長さが，患児に適切かどうか．
- 仰臥位と座位の姿勢によって，シャフトの長さに違いができるので，患児の活動性を考慮しな

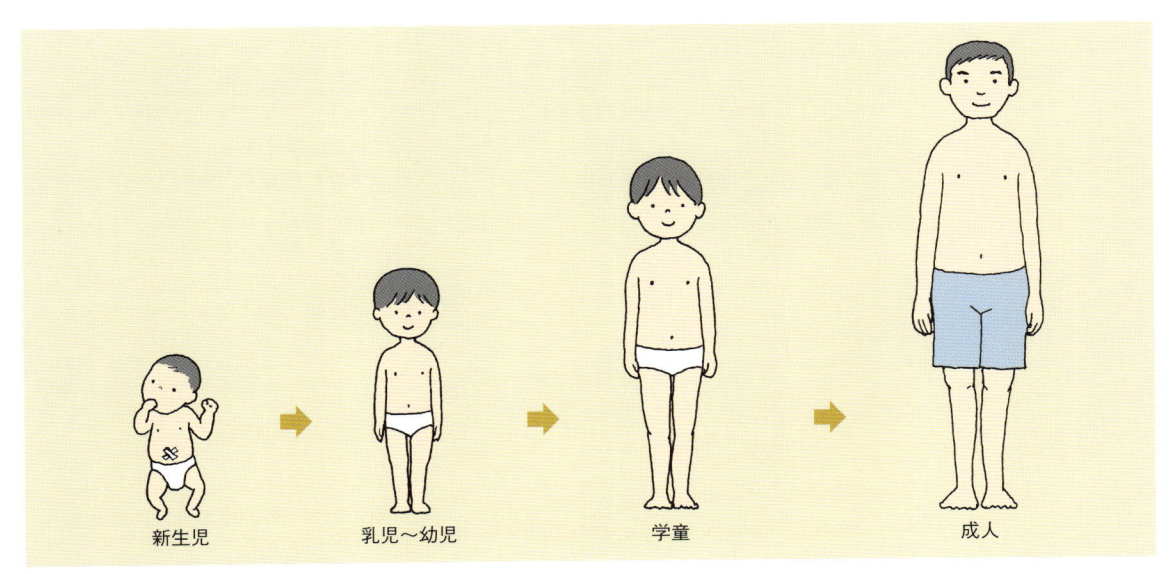

---

❶ 漏れが起こる原因

- 小さい胃に瘻孔が作られるため，胃瘻開口部が拡大しやすい
- 腹壁が薄い
- 腹圧の変化や外からの圧迫刺激が多い
- 成長発達による胃瘻ボタンのサイズ変更，破損等による交換の頻度が高い

新生児 → 乳児〜幼児 → 学童 → 成人

❷ 小児の成長発達による体格の変化

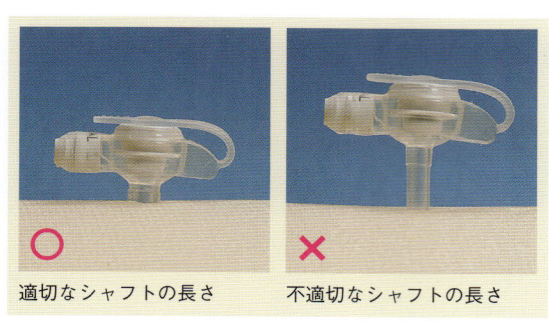

がら，医師と相談し，長さの変更を行う必要がある（❸）．
- ストッパーやボタンが腹部に埋もれていないかを常に気にかけておく．

❸ 胃瘻ボタンと皮膚の間隔
適切なシャフトの長さ／不適切なシャフトの長さ

胃瘻の構造と皮膚の関係を理解する

- 胃瘻の術式では，腹壁を切開し，粘膜縫合がされないままカテーテルや胃瘻ボタンを留置している．開かれた瘻孔は，創傷治癒がはたらき，閉鎖しやすい状態になっているため，トラブルが発生しやすい（❹）．
- 体の表面から見た情報と，胃内に挿入されているカテーテルや胃瘻ボタンのシャフトの可動性，内部ストッパーが，胃粘膜，胃瘻部全体に与える影響を理解することが，スキンケアを行ううえで重要な視点になる．

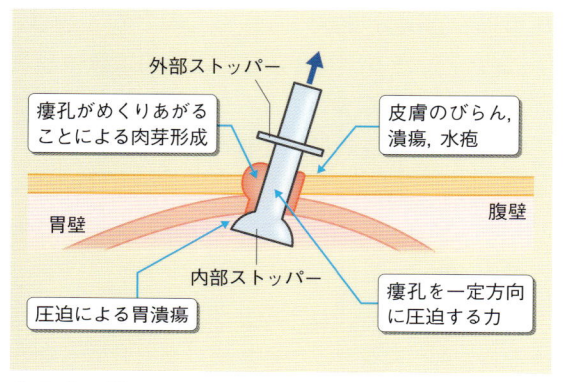

❹ 胃瘻の構造とスキントラブルの関係
外部ストッパー／瘻孔がめくりあがることによる肉芽形成／皮膚のびらん，潰瘍，水疱／胃壁／腹壁／内部ストッパー／圧迫による胃潰瘍／瘻孔を一定方向に圧迫する力

実際に起こりやすい皮膚障害とその原因を知る

1）発赤・びらん（❺）

- 発赤やびらんが起こる原因とその対策は❻のとおり．

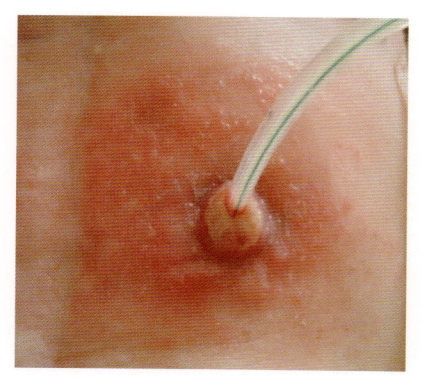

❺ 発赤・びらん

❻ 発赤・びらんが起こる原因とその対策

原因	対策
・消化液や栄養剤の漏れ（どこから漏れているかをよく観察する）	・漏れの防止，栄養剤の内容変更・固形化，栄養状態の改善 ・皮膚保護材の検討：板状や粉末皮膚保護材の使用
・ストッパーやカテーテルの圧迫による刺激	・カテーテルの傾きを正して腹壁に対して垂直に立つように固定の工夫をする ・圧迫や摩擦の除去：サイズや長さを調整する
・皮膚が常に湿潤している	・湿ったYカットガーゼやこよりを長時間つけたままにしない（必要がないときは，Yカットガーゼは使用しない）
・消毒による皮膚の刺激 ・発汗が多いことによる皮膚の清潔不足 ・テープかぶれ	・無意味な消毒はしない ・皮膚の石けん洗浄（必要時は抗菌薬使用） ・テープの種類の変更 ・必要最低限の使用

2 胃瘻を造設している患児のスキンケア

2) 不良肉芽（❼）

- 不良肉芽が起こる原因とその対策は❽のとおり．

❼ 不良肉芽

❽ 不良肉芽が起こる原因とその対策

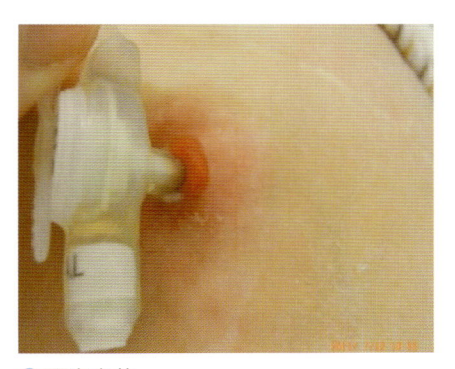

原因	対策
・カテーテル，胃瘻ボタンのシャフトの傾きや圧迫による刺激	・硝酸銀で焼く（必ず生理食塩水で中和する）
・瘻孔周囲の不潔（炎症）	・洗浄と自然乾燥 ・ステロイド軟膏使用 ・注入のたびに痛みや出血が続く場合は，外科的切除を考慮

> **注意**
> - 不良肉芽があると，こすれたりひっかかったりすることで，出血や痛みが生じやすいが，肉芽自体に痛みを伴うものではない．
> - 肉芽があることで，漏れやすくなっている場合は，積極的な対策を行う必要がある．
> - 唇状瘻との区別に注意する．

3) 潰瘍（❾）

- 潰瘍が起こる原因とその対策は❿のとおり．

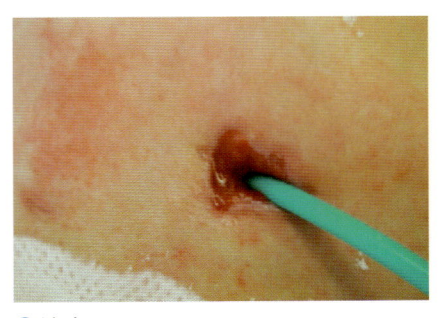

❾ 潰瘍

❿ 潰瘍が起こる原因とその対策

原因	対策
・カテーテルやボタンのストッパーが短いことによる皮膚の圧迫	・シャフトの長さを適切にする
・ストッパーが同じ位置にあたっている（一定方向に圧力がかかっている）	・同一部位の圧迫・摩擦の除去 ・ストッパーを回転させる
・消化液や栄養剤の漏れ	・漏れの防止，栄養剤の内容変更・半固形化 ・皮膚保護材の使用

胃瘻カテーテルの種類と特徴

⭐ ボタン型とチューブ型の違いを知る

- カテーテルは，①カテーテル本体，②外部ストッパー（体外固定板），③内部ストッパー（胃内固定板）の3つから構成されている．
- 内部ストッパーと外部ストッパーの組み合わせから4種類に分けられる（⓫〜⓮）．
- 患児の胃の内腔での留置状態を知り，皮膚，腹壁の厚さ，瘻孔の径により製品を選択する．

1) ボタン・バルーン型 ⓫

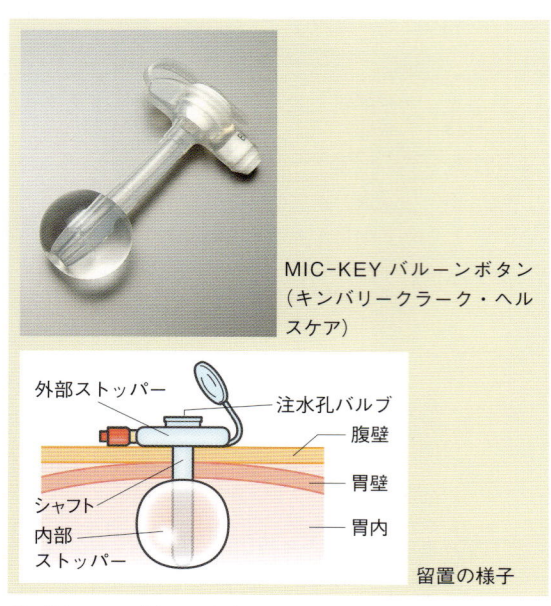

MIC-KEY バルーンボタン（キンバリークラーク・ヘルスケア）

外部ストッパー／注水孔バルブ／腹壁／胃壁／シャフト／内部ストッパー／胃内

留置の様子

⓫ ボタン・バルーン型

特徴
- 注水孔バルブがある．
- ストッパーの距離（シャフト長）が一定．
- 逆流防止弁がある．

利点
- バルーン内の蒸留水を抜いて抜去・交換するため，交換が容易．
- 交換時の瘻孔破損が小さい．
- 自己（事故）抜去されにくい．
- 目立たず，動作の邪魔にならない．
- カテーテル部分が別のため洗浄がしっかり行える．

欠点
- バルーンの水が自然に減る（1〜2週間に1回，水を入れ替える必要がある）．
- 1〜2か月に1回の交換が必要（耐久性が弱い）．
- バルーンが破裂することがあり，短期間で交換になることがある．
- シャフトの長さ調節は交換時しか行えない．

2) ボタン・バンパー型 ⓬

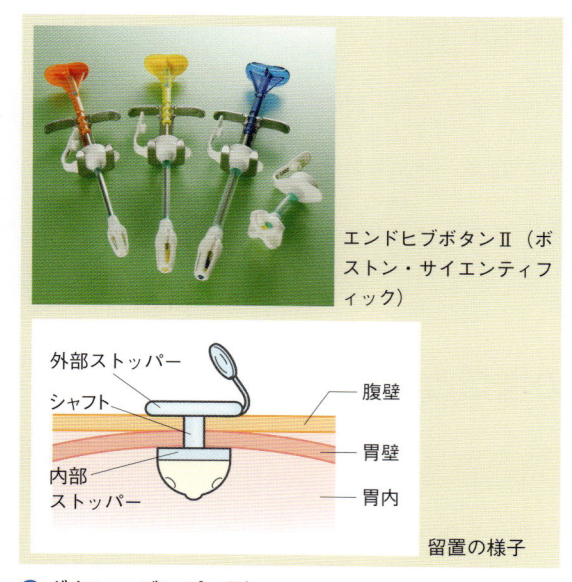

エンドヒブボタンⅡ（ボストン・サイエンティフィック）

外部ストッパー／シャフト／腹壁／胃壁／内部ストッパー／胃内

留置の様子

⓬ ボタン・バンパー型

特徴
- 抜けにくい．
- 注入・減圧に専用のカテーテルが必要．

利点
- 管理が簡単．
- 交換間隔が長い（4〜6か月の交換）．
- 自己（事故）抜去されにくい．

欠点
- 交換時に痛みや圧迫感が生じる可能性がある．
- 交換時の瘻孔破損，出血の可能性がある．
- 製品によって抜去方法が異なる．
- 内部ストッパーが胃壁に食い込む可能性がある．

3) チューブ・バルーン型⑬

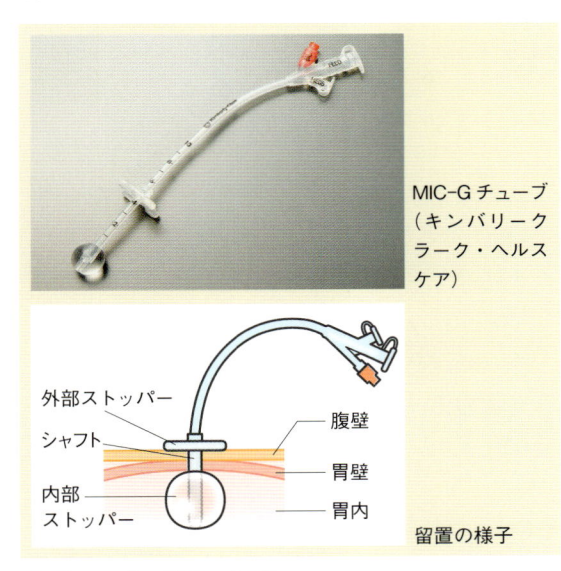

MIC-Gチューブ
（キンバリークラーク・ヘルスケア）

留置の様子

⑬ チューブ・バルーン型

特徴
- 内部ストッパーとカテーテル本体は固定．
- 外部ストッパーの位置は移動できる．
- 汚染したら本体全体を取り換える．

利点
- 栄養剤投与時に栄養カテーテルとの接続が容易．
- 外部ストッパー（シャフト長）の調節が容易．
- 固形栄養剤の注入が容易．

欠点
- ボディイメージが悪い．
- 露出したカテーテルが邪魔になり，自己（事故）抜去の危険性が高い．
- カテーテル内に胃の内容物が逆流するため，内側が汚れやすい．

4) チューブ・バンパー型⑭

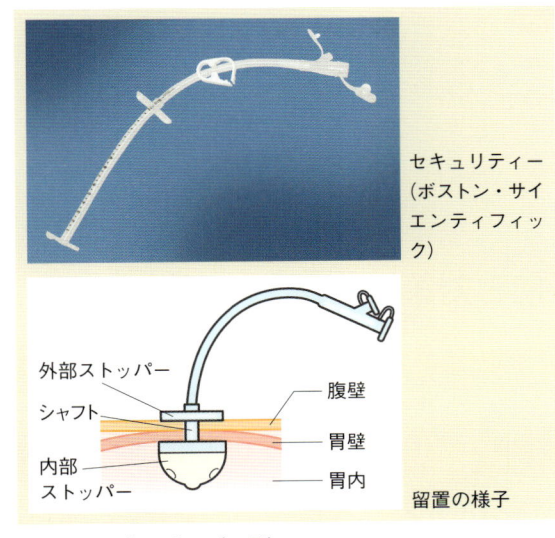

セキュリティー
（ボストン・サイエンティフィック）

留置の様子

⑭ チューブ・バンパー型

特徴
- 外部ストッパーの位置は移動できる．
- 汚染したら本体全体を取り換える．

利点
- カテーテルが抜けにくい．
- 栄養剤投与時に栄養カテーテルとの接続が容易．

欠点
- ボディイメージが悪い．
- 露出したカテーテルが邪魔になり，自己（事故）抜去の危険性が高い．
- カテーテル内に胃の内容物が逆流するため，内側が汚れやすい．

実際に小児で使用される種類を理解する

1）術直後～瘻孔形成時期：チューブ・バルーン型
- 造設した年齢や疾患によって異なるが，術直後～瘻孔形成時期までは，チューブ・バルーン型を使用することが多い．

理由
① 小開腹での胃瘻造設が多いため，手術の際の縫合時はチューブ型のほうが操作しやすい．
② 術直後の胃壁の浮腫を考慮し，瘻孔管理がしやすい．

2）瘻孔形成後：ボタン・バルーン型
- 瘻孔形成後は，小児はカテーテルを引っ張る習性があり，自分で抜いてしまうことがあるため，自己（事故）抜去しにくいボタン・バルーン型へ交換を行う．
- 胃の内腔の小さい小児にバルーンの大きな製品を使用すると，バルーンが大きな容積を占めてしまう．大きなバルーンの先端が，胃の後壁にあたってしまうと，栄養剤がうまく出なかったり，栄養剤が胃体部から幽門のほうへ流れ出るのを邪魔したりする可能性もある．そのため，バルーン固定水の指定量が小さい製品を選択する．

理由
① リハビリテーション，体動が多い，筋緊張があるなどの理由から，動作の邪魔にならず，自己（事故）抜去の危険性が少ない．
② 小児は，胃瘻カテーテルの交換時もじっとしていられないため，すばやく簡単に交換ができ，痛みを伴わない．

3）腎盂カテーテル
- チューブ・バルーン型のサイズがない場合は，腎盂カテーテルを代用することがある．
- 腎盂カテーテルは，外部ストッパーがないので，幽門や十二指腸に引き込まれやすいなどの注意点があるため，腹壁で垂直固定を確実に行う必要がある．

> 注意：腎盂カテーテルは，バルーンの先端が先に出ていないが，膀胱留置カテーテルは，バルーンから先が飛び出ている．先端が胃粘膜を圧迫して潰瘍形成するため，一般的には使用しない．

皮膚障害の予防と対策

急性期（術直後～2週間頃まで）の看護

- 一般的瘻孔が形成（腹壁と胃壁が癒着した状態）するのは，約2週間といわれているが，癒着に要する時間は，年齢，栄養状態，全身状態により異なってくる．
- 急性期の管理の状態が，慢性期への胃瘻管理に大きく影響するため，重要な時期であることを認識して看護する必要がある．

1）看護目標
① 創傷治癒過程を踏まえた「瘻孔形成」の円滑化を図る．
② 早期合併症（創感染，胃出血，瘻孔周囲炎等）の予防に努める．

2）看護のポイント
- この時期は，よく観察を行い（観察内容は⑮に示すとおり），①清潔管理と②カテーテル管理が重要になってくる．

清潔管理
- 胃瘻造設術後の消毒は必要ない．術後2～3日後までは，生食での洗浄が可能で，4日～1週間目以降は，洗浄剤・石けんでの洗浄が可能に

2 胃瘻を造設している患児のスキンケア

⓯ 急性期の観察内容

①皮膚の状態→毎日，観察を行う（異常があれば主治医に報告し，早期発見，早期対処をする）	□出血の有無 □カテーテルの固定状況 □滲出液の有無 □皮膚に固定している糸の状態 □漏れの有無　□浮腫の有無 □発赤の有無　□腫脹の有無 □肉芽の有無　□びらんの有無 □潰瘍の有無
②全身の観察	□発熱の有無 □ドレナージの排液量・性状 □排便の有無 □腹部症状（吐き気，嘔吐等）
③栄養状態	□注入内容，量，回数 □検査データの把握
④易感染	□検査データの把握 □口腔内の清潔管理

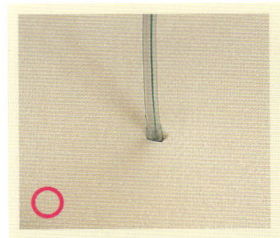

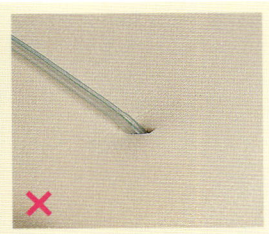

皮膚の圧迫が回避されている状態（瘻孔形成の促進につながる） ／ カテーテルが傾くと皮膚を圧迫する

⓰ カテーテルの固定方法

テーテルが抜けると，胃内容物が腹腔内に漏れて，腹膜炎を起こす可能性がある．また，長時間抜去したままになると，瘻孔が自然閉鎖してしまうことがある．自己（事故）抜去を予防し，瘻孔形成を促進する適切な管理を行うことが大切である．

- 術後は，胃壁に浮腫が生じるため，胃壁と腹壁を挟むカテーテルの固定が引っ張りすぎたり，強すぎると圧迫による局所の血流障害が発生し，瘻孔周囲炎や壊死などのトラブルを起こす可能性がある．また，瘻孔に対してカテーテルが傾いて固定していると，圧迫により瘻孔拡大することもある．各勤務帯で，適切に固定されているかを確認する必要がある．
- 外部ストッパーのない腎盂カテーテルが挿入されている場合は，カテーテルの位置・長さがずれないようにテープ固定し，カテーテルが腹壁に対して垂直に固定できるように，ロールガーゼを使用し，工夫する必要がある（成育医療研究センターで行われているカテーテル挿入時の俵固定の方法を⓱に示す）．

なる．シャワー浴や入浴は，1〜2週目以降に可能になることが多い（ただし，瘻孔の状態により主治医の指示のもと，管理方法は変更して対応する）．
- 瘻孔周囲の皮膚汚染は，感染の誘因となり，粘液や滲出液は皮膚に付着していると刺激になるため，すみやかに除去し，常に清潔に保つ必要がある．
- 栄養剤の漏れや汚染時は，ガーゼや綿棒などを用いて，瘻孔周囲の汚れを拭き取るようにする．
- 清潔ケア（シャワー浴，入浴，清拭）時は，瘻孔周辺部を洗浄剤・石けんを用いて洗い，清潔に保つ．1日1回は洗浄，清拭を行うことが望ましい．

カテーテル管理 ⓰
- 腹壁と胃壁が癒着していない時期に，誤ってカ

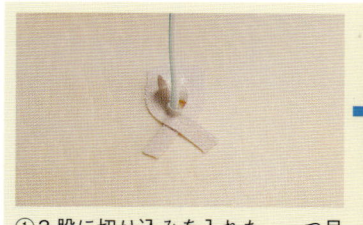

①3股に切り込みを入れた，一つ目のテープを貼付．
②テープを貼る位置は低めに固定．
③反対方向から二つ目のテープを同じように貼付．
④カテーテルをロールガーゼで挟む．
⑤カテーテルは，ロールガーゼに隙間を作らずに固定．
⑥ロールガーゼにカテーテルを添わせるようにして固定．テープはΩ止めで固定．

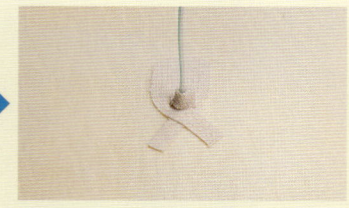

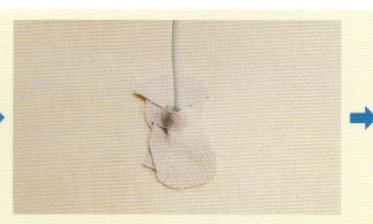

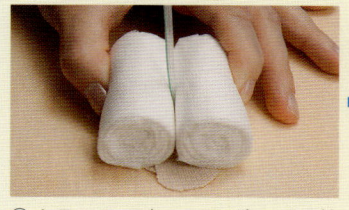

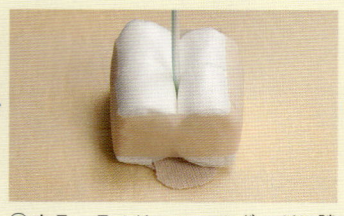

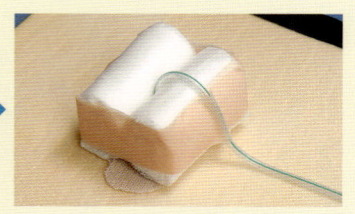

❶ 俵固定の方法

慢性期（術後2週間目〜瘻孔安定期）の看護

1）看護目標
① 良好な瘻孔の状態を維持する．
- 瘻孔の拡大や狭窄の悪化を防止する．
- 皮膚障害を予防する．
- 感染を防止する．

② 患児のQOLの低下を防ぐ．
- 患児の活動を妨げないように管理する．
- 栄養経路として十分に活用できるようにする．

2）看護のポイント
- この時期は，患児の全身状態，瘻孔の形成状態によって，退院，在宅移行を見据えて，家族に胃瘻のケア方法を指導していく．患児に挿入されているカテーテルの種類によって，在宅での管理方法が異なるため，カテーテルの特徴を考慮し，指導計画を立てて，指導を進めていく必要がある❶．

- 瘻孔のよい状態を保つため，家族へ瘻孔と瘻孔周囲皮膚を清潔に保つスキンケアの必要性を理解して実践してもらえるように指導する．

- 胃瘻造設により注入経路が変更になったメリットを生かし，疾患，年齢，成長発達に合わせて，医師，家族，栄養士と相談し，ミキサー食などを取り入れた注入内容の変更を検討していくことも大切である．

- 瘻孔形成後であっても，抜去されたまま放置すると，瘻孔閉鎖する可能性がある．成長発達，運動能力を考慮し，自己（事故）抜去しないように工夫する．

- 退院後，外来受診時は在宅での様子を詳細に確認し，必要時は再指導も含め，継続的にフォローしていく必要がある．

（川口洋子，田島明日香）

⓲ 家族への指導内容

① 瘻孔の管理	□ 周辺部の皮膚の観察点（発赤，びらん，不良肉芽，潰瘍，粘膜脱出等） □ 皮膚障害が起きたときの対応方法 □ 瘻孔部からの漏れの確認と必要性 □ 漏れや汚染時のYカットガーゼ・こよりの使用方法・注意点
② カテーテルの管理 　ボタン・バルーン型	□ 皮膚とシャフトの隙間の確認方法（適度なゆとりがあるか，カテーテル本体を上下に動かし可動性を確認） □ ストッパーが皮膚に埋没，圧迫されていないかの確認方法（外部ストッパーを1日1回転以上クルクルさせる） □ 自己（事故）抜去に対しての防止策（手袋，腹巻，ロンパースの使用など） □ カテーテルが自己（事故）抜去された場合の対応方法，受診の必要性
腎盂カテーテル	□ 俵（ロールガーゼ）を使用した固定の方法 □ カテーテルが自己（事故）抜去された場合の対応方法，受診の必要性
③ スキンケアの方法	□ 入浴，シャワー浴時の瘻孔周辺部の洗浄方法 □ 軟膏，保湿剤の使用方法 □ 栄養剤注入前後の漏れの確認
④ 注入時の観察	□ 注入前の胃残とガス抜きの方法と必要性 □ 適切な体位，栄養剤に合わせた注入スピード
⑤ そのほか	□ 嘔吐，下痢，便秘の有無（その対応方法） □ 口腔ケアの必要性と方法 □ 集団生活をするうえでの注意点（幼稚園，保育園，学校）

●文献
1) 滋賀PEGケアネットワーク監：PEGアセスメントハンドブック―胃瘻評価から対処法まで―．メディコン；2008．
2) 西口幸雄：PEG器具の種類とマネージメント―ケアにおける要点とQ&A．フジメディカル出版；2008．
3) 小川滋彦：フローチャートでわかるPEGトラブル解決ガイド．照林社；2008．
4) 岡田晋吾監：胃ろう（PEG）のケアQ&A．照林社；2005．

3 気管切開をしている患児のスキンケア

気管切開を行う患児の術前から術後について，起こりやすい皮膚障害をふまえ，スキンケアを中心に説明する．

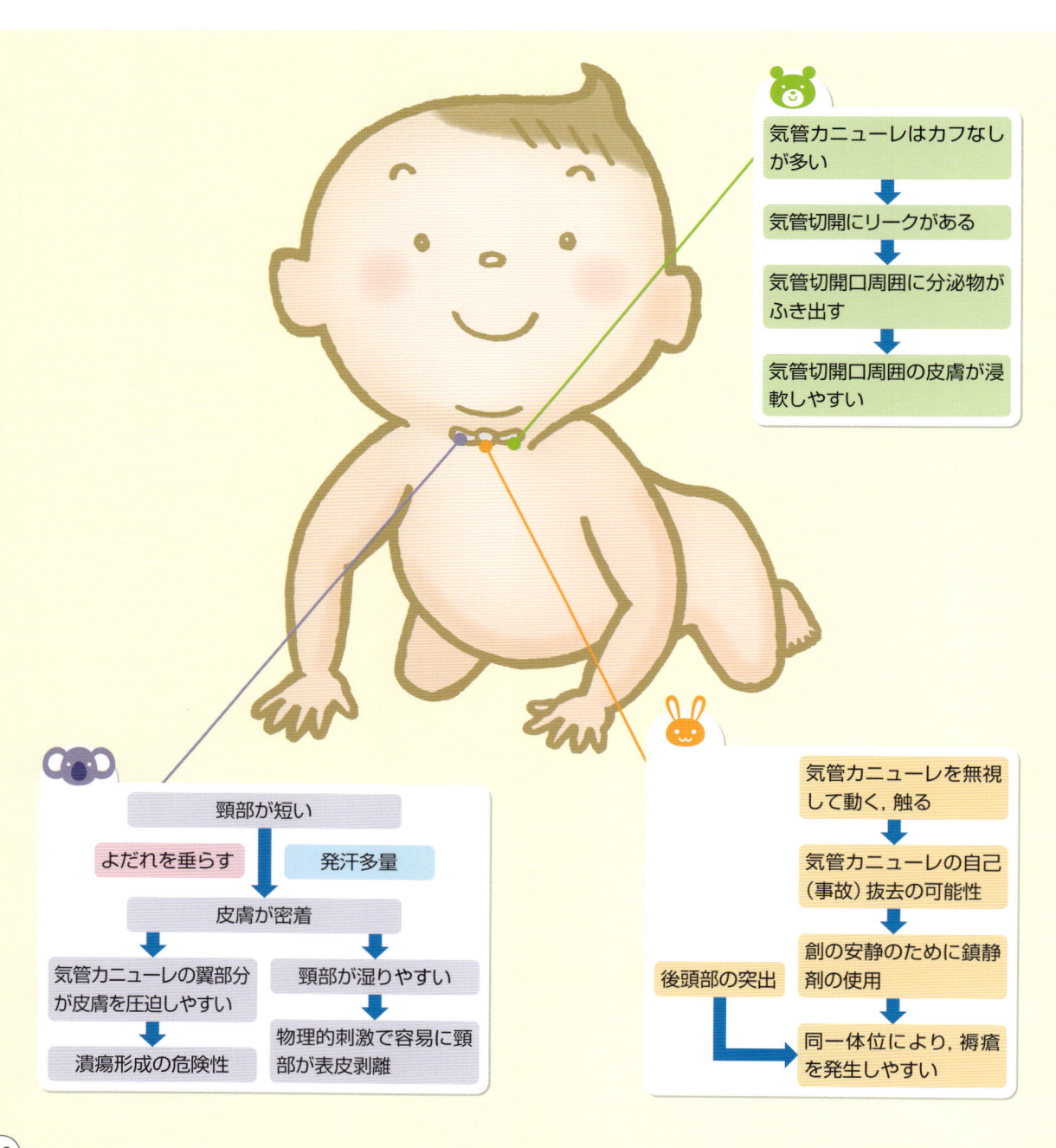

- 気管カニューレはカフなしが多い
  - ↓
- 気管切開にリークがある
  - ↓
- 気管切開口周囲に分泌物がふき出す
  - ↓
- 気管切開口周囲の皮膚が浸軟しやすい

- 頸部が短い
  - よだれを垂らす ／ 発汗多量
  - ↓
- 皮膚が密着
  - ↓
- 気管カニューレの翼部分が皮膚を圧迫しやすい → 潰瘍形成の危険性
- 頸部が湿りやすい → 物理的刺激で容易に頸部が表皮剥離

- 気管カニューレを無視して動く，触る
  - ↓
- 気管カニューレの自己（事故）抜去の可能性
  - ↓
- 創の安静のために鎮静剤の使用
  - ↓
- 同一体位により，褥瘡を発生しやすい
- 後頭部の突出 →

手術前のスキンケア

日々の予防ケア

- 乳幼児の頸部は短いため,皮膚が密着しやすく,さらに発汗や唾液などにより高温多湿である.そのため,皮膚は容易に浸軟し,外部からの刺激を受けると傷つきやすい状態にある.
- 毎日の清潔ケアでは,石けんで洗浄,もしくは拭き取り用皮膚洗浄剤(❶)を使用し,局所の清潔を保つとともに,皮膚の観察を行う.
- 石けんはよく泡立て,泡で汚れを浮かせるようにやさしく洗浄する.皮膚は決してこすらないようにする.
- 気管切開前は,挿管・人工呼吸器管理で状態が落ち着かないこともある.洗浄により状態が悪くなる場合は,拭き取り用皮膚洗浄剤を使用して保清する.

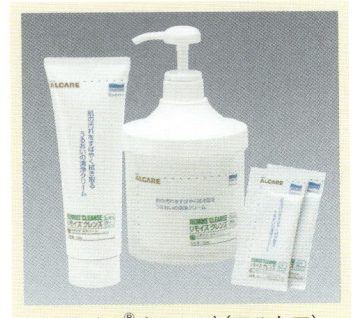

リモイス® クレンズ(アルケア)

❶ 拭き取り用皮膚洗浄剤

手術前日のケア

- 気管切開術後の早期は,瘻孔が完成する前に気管カニューレが自己(事故)抜去される可能性があり,最も危険である.瘻孔が完成していないと,気管カニューレの再挿入が困難なため,致命的となる.
- 術後は,鎮痛・鎮静薬を使用し(手術当日は筋弛緩薬を使用),創部安静のため体位が制限される.また,カニューレテープの圧迫から後頸部に圧がかかりやすくなり,さらに小児の場合は後頭部が突出しているため,体位制限が続くと後頭部に褥瘡が発生しやすくなる.
- 頸部の皮膚は浸軟しているため,カニューレテープの刺激などで傷つきやすい状態になる(❷).そのため,ポリウレタンフィルムなどで頸部を保護しておくなど,予防ケアが重要となる(❸).
- 長期寝たきりで体型が変形している場合は,骨突出部位にも同じような予防ケアが必要である.

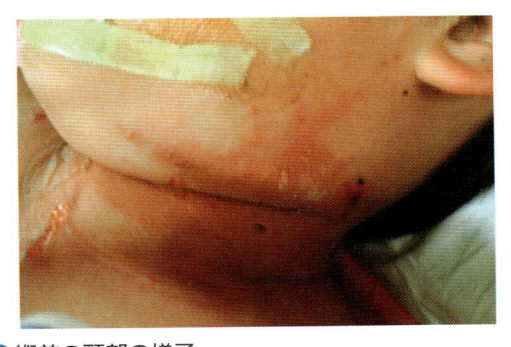

❷ 術前の頸部の様子
術前に頸部がすでに発赤しているため,洗浄後に予防ケアとしてポリウレタンフィルムを貼付した状態.

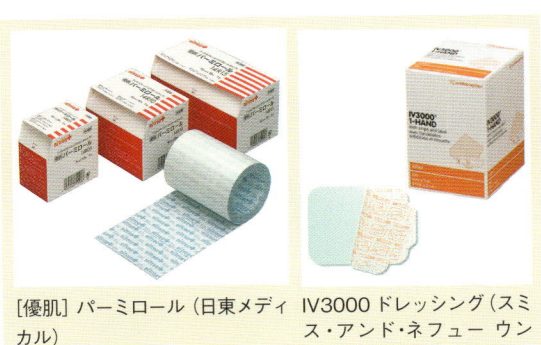

[優肌] パーミロール(日東メディカル)

IV3000 ドレッシング(スミス・アンド・ネフュー ウンド マネジメント)

❸ ポリウレタンフィルム

手術後のスキンケア

⭐ 気管カニューレ交換までのケア（約2週間）

1) Yガーゼの交換（滅菌済みのものと交換）

- Yガーゼの汚染時は，抜糸まで（約1週間）は，基本的に1回/日，医師とともに交換し，皮膚の浸軟を予防する．汚染したらそのつど滅菌済みのものと交換する．
- 気管切開口の消毒は，消毒薬により組織傷害を起こし，創治癒を遅らせる．そのため，消毒よりも汚染時にガーゼを交換することで皮膚のバリア機能を保つ．
- 小児では，気管挿管と同様に，カニューレは主にカフなしチューブが選択される．そのため，人工呼吸器管理をしていると気管切開口からの分泌物で汚染されやすい．

> **Point** 観察のポイントは
> ◎Yガーゼの汚染の有無（色，部位）
> ◎気管切開口周囲の皮膚状況（発赤，潰瘍，肉芽の有無など）

2) 頸部のケア

- 前述したように小児の頸部は短いため，皮膚が密着しやすく周囲は浸軟し，脆弱になりやすい．この状態に，カニューレホルダーによる圧迫や体動によるカニューレホルダーとの摩擦が加わると，皮膚のびらんや潰瘍が起こりやすい（❹）．
- 発汗や分泌物，吐物などで頸部が汚染されやすい場合は，拭き取り用洗浄剤で保清し，カニューレホルダーを交換する．この場合も医師とともに行う．
- 気管カニューレの翼部分が頸部と接触し，発赤を生じる場合はポリウレタンフィルムで保護する（❺）．
- 気管カニューレの翼部分が頸部と接触し，褥瘡が発生することもある．カニューレテープを締めすぎていないか確認する．

> **注意**
> ◎カニューレテープは指1本がかろうじて入るくらいに固定する．
> ◎カニューレテープ交換時も医師とともに交換する．

3) 気管切開口のケア

- 呼吸器回路の重みで気管カニューレが引っ張られることで，気管切開口に張力がかかり，潰瘍形成を起こすことがある．
- 気管切開口に張力がかからないように，呼吸器

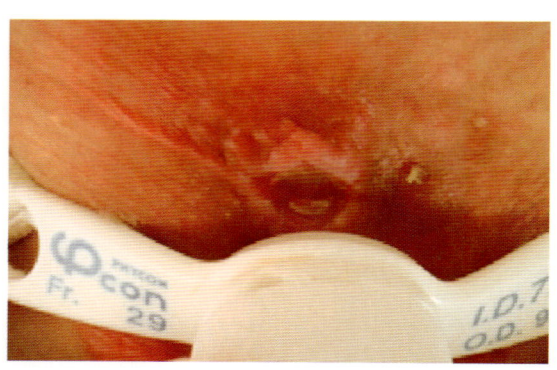

❹ カニューレホルダーの圧迫によってできた潰瘍
潰瘍部へは創傷被覆材や軟膏を使用して治癒を促進させる．

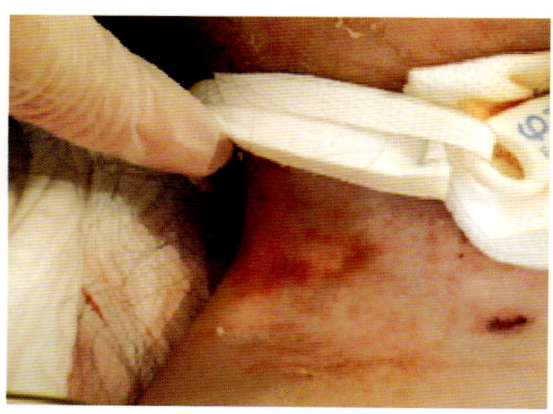

❺ カニューレテープによる皮膚の浸軟から発生した発赤
頸部にポリウレタンフィルム（［優肌］パーミロールやIV3000ドレッシングなど）を貼付し，皮膚のびらんを予防する．

回路の固定を行う．
- 潰瘍が形成された場合は，医師の指示により，軟膏を塗布したり，ストーマ用板状皮膚保護材を貼付し保護する．

4) 除圧
- 瘻孔が完成するまでは，創部の安静保持が必要である．そのため，体位の制限により褥瘡が発生することがある．
- 体位保持により後頭部や後頸部が圧迫されやすくなるため，これらの部位に褥瘡が発生しやすい．
- 医師の指示がある場合を除き，頭部の位置を定期的に変えて除圧する．
- 創部と全身状態にもよるが，成育医療研究センターでは気管カニューレ交換まではログロール（軸体位変換）としている．
- アクションパッド®などの褥瘡予防物品を後頭部へ用いることもある（❻）．

Point ◎ログロール（軸体位変換）とは，体を一本の丸太に見立てて脊椎軸にひねりや屈曲を与えることなく，体位変換をすること．

5) 頸部のケア
- 小児の頸部は短いことから，呼吸器回路が頸部にあたり発赤を生じやすい．このような場合は，創傷被覆材で頸部を保護する．

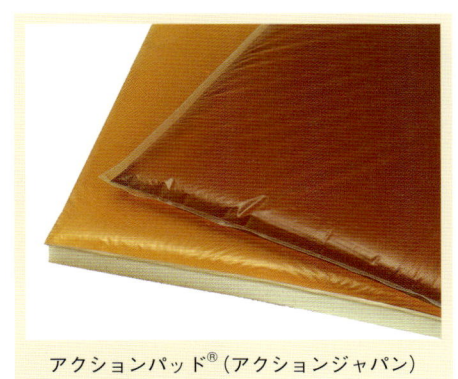

アクションパッド®（アクションジャパン）

❻ 褥瘡予防物品

気管カニューレ交換後のケア（約2週間後）

- 基本的には前述した「気管カニューレ交換までのケア（約2週間）」と同じである．
- 気管カニューレ交換後は，基本的に瘻孔が完成しているため，Yガーゼの交換や頸部のケアは看護師が行っている．
- 頸部の予防ケアとしては，石けん洗浄または拭き取り用皮膚洗浄剤を使用した保清後，皮膚被膜材や皮膚保護撥水性クリームなどで分泌物の接触から皮膚を保護する．
- Yガーゼは未滅菌のものを使用し，汚染したらそのつど交換する．汚染したガーゼを使用し続けることによる皮膚の浸軟を予防する．

（藤田友紀）

●文献
1) 日本小児ストーマ・排泄管理研究会学術委員会，溝口裕子，池田　均編：小児創傷・オストミー・失禁管理の実際．照林社；2010.
2) 中田　諭：小児クリティカルケア看護—基本と実践—．南江堂；2011.

7章

特別な治療が必要な患児のスキンケア

1. 新生児（NICU入室児）のスキンケア
2. 化学療法中の患児のスキンケア
3. 医療用テープの選択・使用方法

1 新生児（NICU入室児）のスキンケア

低出生体重児の特徴を踏まえて，予防的なスキンケアを計画的に行い，重篤なスキントラブルの発生を回避することが重要である．

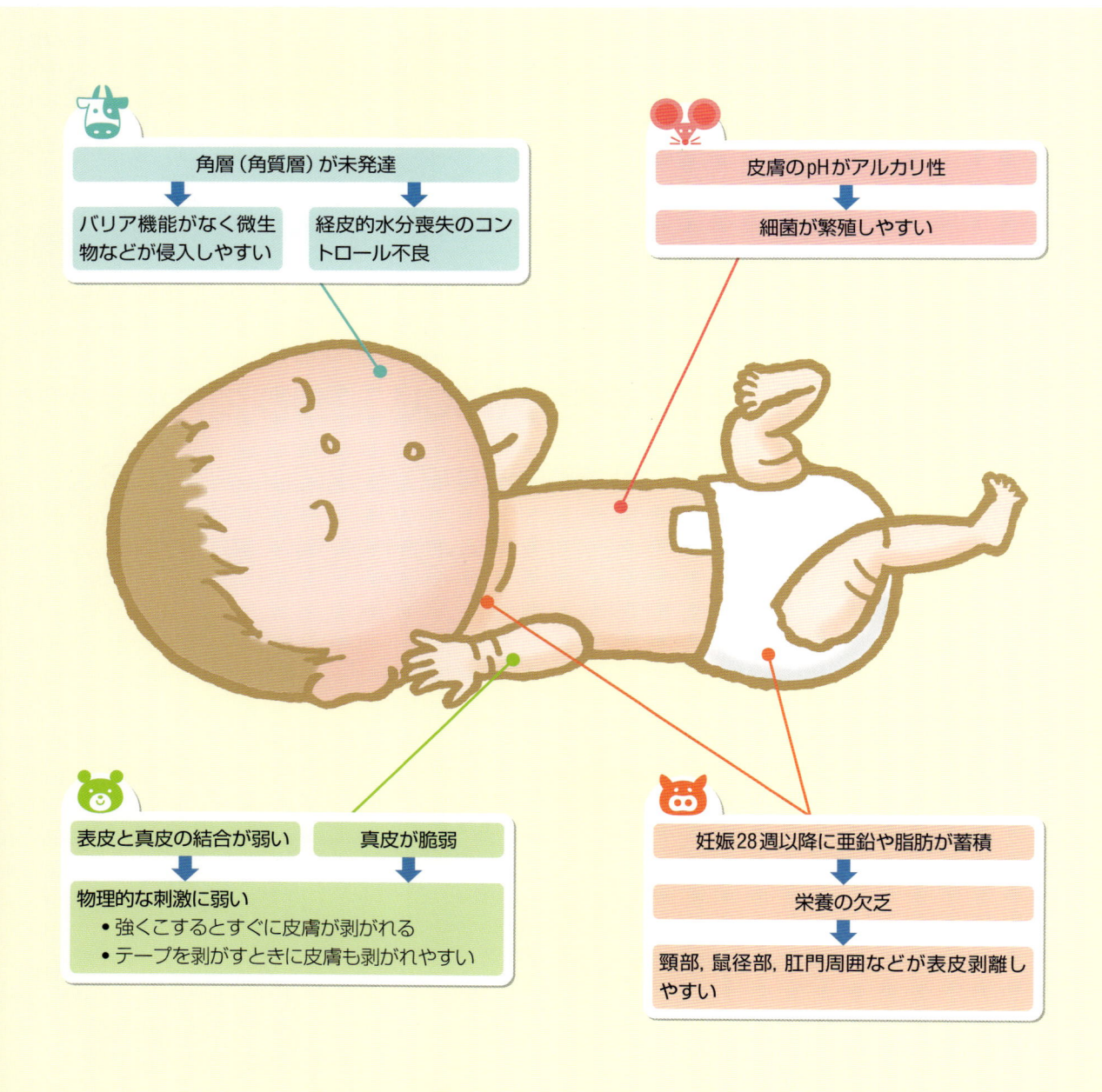

角層（角質層）が未発達
→ バリア機能がなく微生物などが侵入しやすい
→ 経皮的水分喪失のコントロール不良

皮膚のpHがアルカリ性
→ 細菌が繁殖しやすい

表皮と真皮の結合が弱い
真皮が脆弱
→ 物理的な刺激に弱い
- 強くこするとすぐに皮膚が剥がれる
- テープを剥がすときに皮膚も剥がれやすい

妊娠28週以降に亜鉛や脂肪が蓄積
→ 栄養の欠乏
→ 頸部，鼠径部，肛門周囲などが表皮剥離しやすい

低出生体重児の皮膚の特徴

- 低出生体重児のスキンケアを行う際は，先天性疾患の有無以外に出生週数，出生体重が重要な情報となる．
- 特に，早期産児は皮膚からの水分喪失の抑制や感染防御のためのバリア機能が非常に未熟である．これらの役割を担う表皮のなかでも，最外層の角層（角質層）が非常に薄いという特徴がある（❶，❷）．
- 外的刺激に対するストレス対処も未熟なため，何かしらのトラブルが起こると重篤化しやすい．
- このような低出生体重児の特徴を踏まえて，予防的なスキンケアを計画的に行い，重篤なスキントラブルの発生を回避することが重要となる．

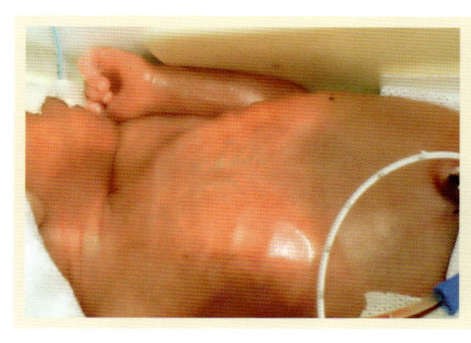

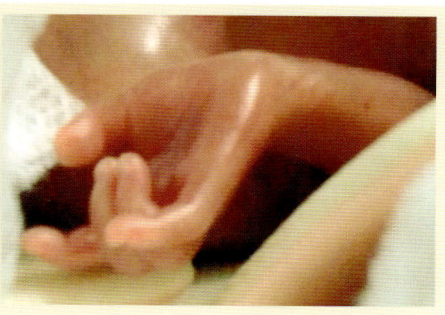

❶ 在胎23週出生児の皮膚

❷ 低出生体重児の皮膚の解剖生理学的特徴

角質層の発達不良	・正常新生児は10～20層の角質層をもつが，妊娠24週以下の出生児には角質層はない ・バリア機能がなく，微生物や刺激物が侵入しやすい ・経皮的水分喪失のコントロールができない
表皮と真皮の結合が弱い	・結合する線維の数が少ないため，粘着剤の剥離による損傷が発生しやすい
真皮が脆弱である	・コラーゲンや線維の弾力性に乏しく外力に対してもろい
皮膚のpHがアルカリ性であり細菌が繁殖しやすい	・皮膚を酸性に保つための皮脂膜が形成されていない
亜鉛，脂肪などの栄養の欠乏	・亜鉛や脂肪は，妊娠28週から胎児に蓄積されていく ・これらの栄養素が乏しいと，頸部，鼠径部，肛門周囲などの表皮剥離が起こりやすい

低出生体重児の出生直後からのスキンケア

入院準備

1）保育器内の準備（在胎28週未満の場合）

- シーツを取り，マットレスの上にナースパッド，シングルパッドを敷く（❸）．
- その上に，ハイドロサイト®大（20 cm×20 cm）を敷く．必要な処置が終わったらハイドロサイト®を箱型にしてポジショニングをする（❹）．
- 対象の身長により，必要な場合は頭部にハイドロサイト®小（10 cm×10 cm）を敷く．

注意
- 全身の皮膚がみずみずしいため余分な水分の吸収を促進すると同時に，摩擦による皮膚損傷を予防するためにポジショニングを行う．
- 皮膚のバリア機能も未熟である．感染を予防することが重要であるため，滅菌物を使用する．

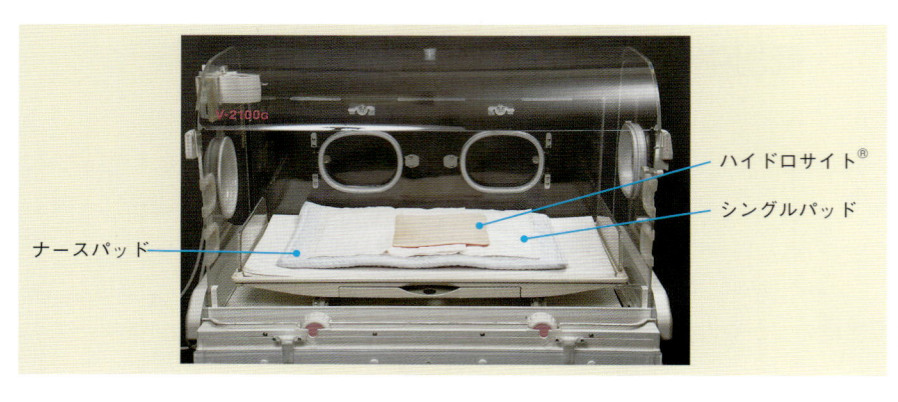

7章 特別な治療が必要な患児のスキンケア

❸ 保育器内の準備（在胎28週未満）

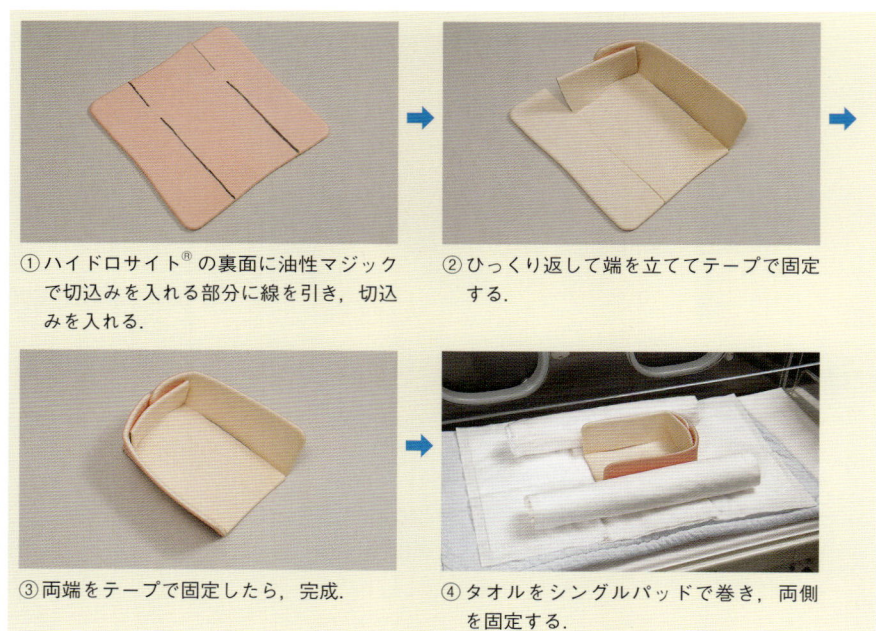

ナースパッド／ハイドロサイト®／シングルパッド

① ハイドロサイト®の裏面に油性マジックで切込みを入れる部分に線を引き，切込みを入れる．

② ひっくり返して端を立ててテープで固定する．

③ 両端をテープで固定したら，完成．

④ タオルをシングルパッドで巻き，両側を固定する．

❹ ポジショニングの準備

2）保育器の設定温度・湿度

- 入院時の保育器の設定温度・湿度は❺のとおり．
- 入院後に行われる多くの処置を考慮した設定値のため，処置終了後には体温モニタリング値，実測値を見ながら，体温調整を行う．

3）モニター装着部

- SpO_2 プローベの粘着部位にはクロスガーゼ（在胎26週未満は滅菌クロスガーゼ）で裏打ちする（❻）．
- 心電図モニターの電極部は最小限にカットして粘着性を弱めてから使用する（❻）．
- 在胎24週未満の新生児は，心電図の使用の有無を医師と相談する．

❺ 入院時の保育器の設定温度・湿度

体重（週数）	設定温度（℃）	設定湿度（％）
750 g未満（26週未満）	37.0	95
750～1,000 g未満（26～28週）	37.0	85
1,000～1,250 g未満（28～30週）	36.0	75
1,250～1,500 g未満（30週以降）	34.0	60

＊FGR（胎児発育不全）児は中間値で設定する

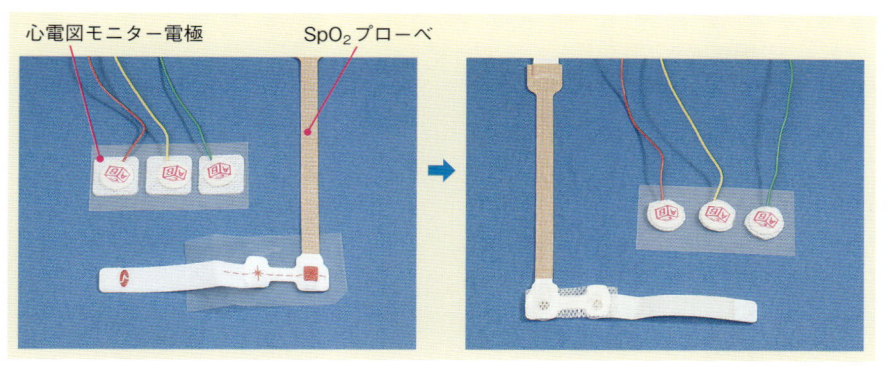

1　新生児（NICU入室児）のスキンケア

❻ モニター装着部
SpO$_2$プローベの粘着部位には，クロスガーゼで裏打ちをし，心電図モニターの電極部は最小限にカットしてから使用する．

入院後

- 蒸散による低体温防止のため，保育器内に高加湿をかける（❼）．
- 臍カテーテルの場合，カテーテルが皮膚にあたることによる重さ，摩擦による皮膚損傷を予防するため，皮膚にあたらないように保育器の上部から吊るす（❽）．
- ストレス緩和と体動による皮膚の摩擦から皮膚損傷を予防するため，新生児を包みこむようにポジショニングを行う．
- 心電図モニターの電極部は粘着性が強いため，個別に必要性を考慮する．

1）ケアプラン

- 入院時に75％以上の加湿をかける必要のある早期産，低出生体重児に使用するケアプランを❾に示す．

2）おむつ

- 体動の際に腰部や大腿部内側の摩擦による皮膚損傷を予防するため，26週未満の出生児には使用しない．シングルパッドを1/4にカットし，その上にクロスガーゼをおいて代用する．
- 皮膚が成熟してきた頃，もしくは体動が激しく代用品では確実な尿量測定ができない場合には，おむつの使用を始める．その際は，ギャザーによる皮膚の圧迫を防ぐため，ギャザーを切ってから使用する．

3）テープによる固定

- できる限り皮膚に直接テープを貼らない．
- しかし，挿管チューブや胃管，膀胱留置カテー

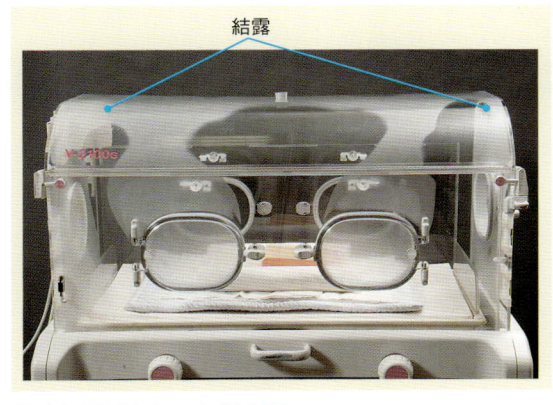

❼ 高加湿がかかった保育器

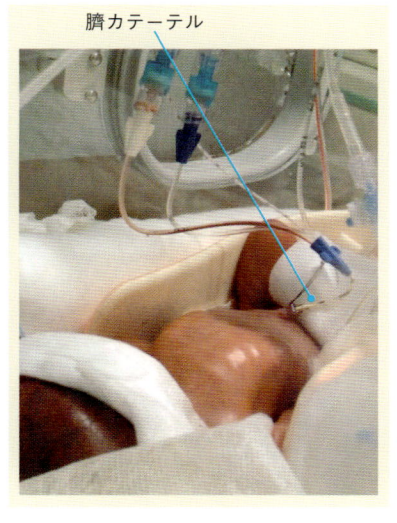

❽ 臍カテーテルの固定方法

日付	日齢	修正週数	目標加湿	清潔ケア
/	0	週　日	％	なし
/	1	週　日	％	
/	2	週　日	％	
/	3	週　日	％	
/	4	週　日	％	
/	5			
/	6			
/	7			状態により部分清拭可
/				
/	14	週　日	％	状態により全身清拭可

やむをえず行う場合は押さえ拭きにする．絶対にこすらない

原則，生後72時間以内は寝具の交換は行わない

口腔ケアは母乳があれば母乳で行う．全身状態を評価し，ストレス反応があるときは実施しない

加湿は生後2日目の夜勤帯から下げ始め，16時間かけて7％ずつ下げる（最大で一晩7％の変更とする）日齢7までに60％まで下げることが目標

❾ 低出生体重児のケアプラン

テル，点滴を固定する際は，皮膚に直接テープを貼らなければならない．その際は，粘着面を最小限にしてから貼付する（❿）．

（阿部知佳子）

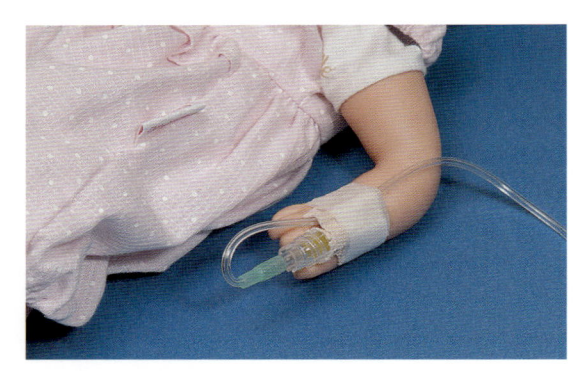

❿ 粘着面を最小限にしたテープ固定の様子

● 文献
1) 佐々木貴子：低出生体重児・新生児のスキンケア．松原康美編：スキントラブルの予防とケア　ハイリスクケースへのアプローチ．医歯薬出版；2008．p.11-17．
2) 溝上祐子：未熟児のスキンケア．日本看護協会認定看護師制度委員会創傷ケア基準検討会：スキンケアガイダンス（創傷ケアシリーズ）．日本看護協会出版会；2009．p.164-168．
3) 山﨑紀江：低出生体重児のスキンケア．日本小児ストーマ・排泄管理研究会学術委員会ほか編：小児創傷・オストミー・失禁（WOC）管理の実際．照林社；2010．p.92-93．

2 化学療法中の患児のスキンケア

抗がん剤は，がん細胞だけでなく正常な細胞の分裂・成長にも影響を与える．そのため，皮膚も抗がん剤の直接的な影響を受けやすい．十分な観察や予防的なスキンケアとともに異常の早期発見・対処に努めることが重要である．

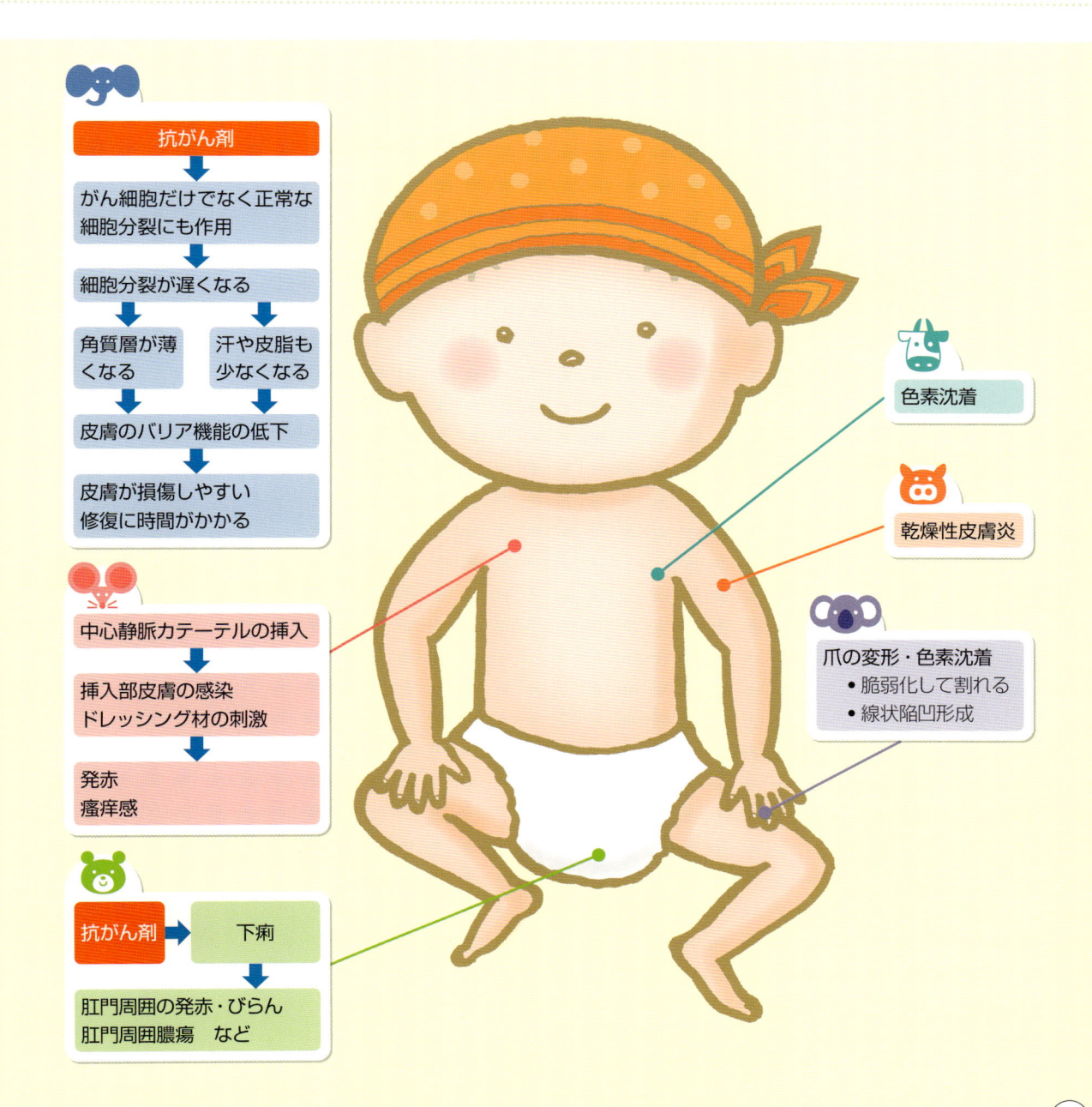

抗がん剤
↓
がん細胞だけでなく正常な細胞分裂にも作用
↓
細胞分裂が遅くなる
↓
角質層が薄くなる／汗や皮脂も少なくなる
↓
皮膚のバリア機能の低下
↓
皮膚が損傷しやすい　修復に時間がかかる

中心静脈カテーテルの挿入
↓
挿入部皮膚の感染
ドレッシング材の刺激
↓
発赤
瘙痒感

抗がん剤 → 下痢
↓
肛門周囲の発赤・びらん
肛門周囲膿瘍　など

色素沈着

乾燥性皮膚炎

爪の変形・色素沈着
- 脆弱化して割れる
- 線状陥凹形成

抗がん剤の投与に伴う皮膚障害のメカニズムと皮膚症状

- 抗がん剤は，がん細胞だけでなく正常な細胞の分裂・成長にも影響を与える．皮膚は細胞の分裂や再生が盛んであり，抗がん剤の直接的な作用を受けやすい．
- 皮膚の基底細胞が傷害されると，真皮から表皮へ栄養や酸素を補給する能力が低下し，細胞分裂が正常に行われなくなる．そのため角質層が薄くなる．汗腺，皮脂腺もダメージを受け分泌が抑制される．皮脂の分泌量が低下すると皮膚表面が乾燥した状態になり，水分保持機能や静菌・緩衝作用などのバリア機能が低下する．
- その結果，細胞の再生や損傷した皮膚の修復ができなくなったり，皮膚炎や皮膚の乾燥を生じたりする（❶）．
- 色素沈着は，皮膚のメラノサイトが異常に刺激され，メラニン色素産生が亢進するために生じると考えられているが，多くは機序が不明である．
- 爪も成長が妨げられ，脆弱化して割れたり，色素沈着や爪を横断する線状陥凹形成などもみられる．
- 体内に入った抗がん剤は，主に尿中や胆汁中へと排泄されるほか，汗や涙，唾液などにも一部含まれるため，排泄される抗がん剤の不変化体や代謝産物が皮膚に直接作用し皮膚症状として現れることもある．

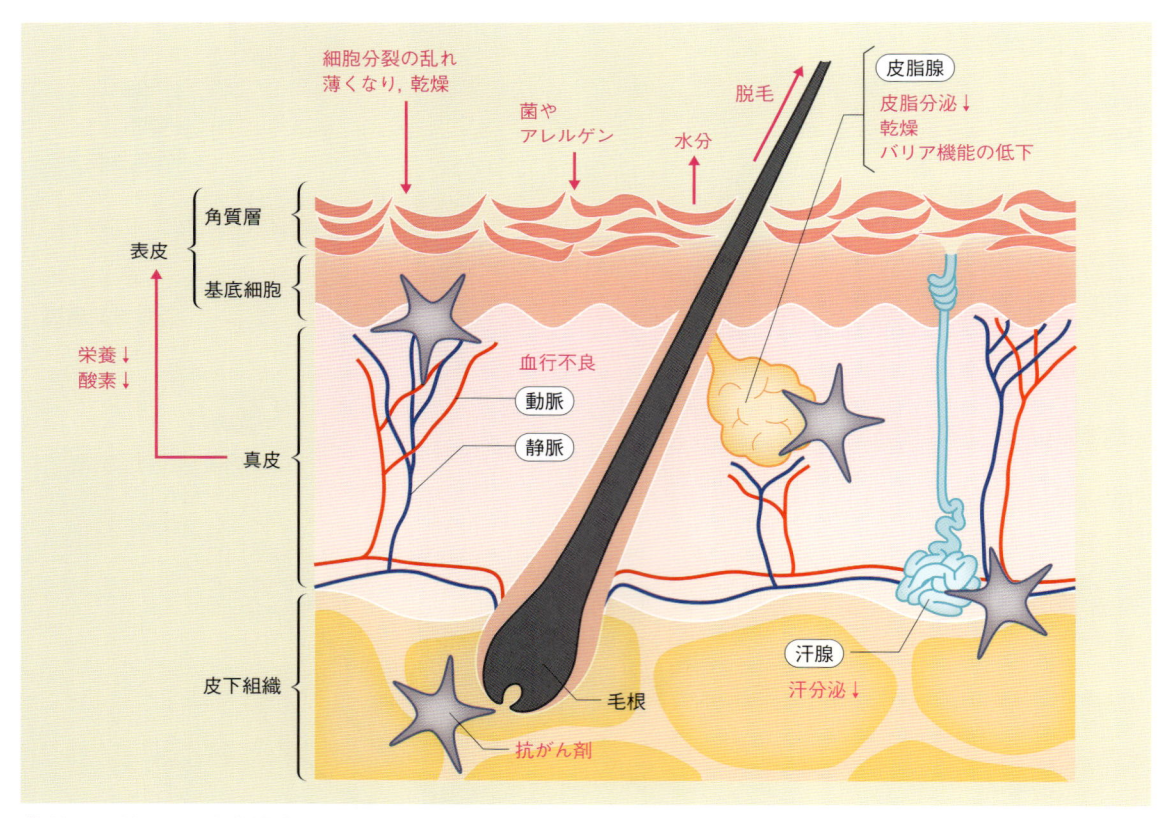

❶ 抗がん剤による皮膚障害のメカニズム

下痢を生じた場合

- 抗がん剤の投与により下痢が生じることがある．
- 下痢が生じた場合は，肛門周囲に発赤やびらん，肛門周囲膿瘍などが生じやすい．
- おむつを着用している小児は肛門周囲・陰臀部のスキントラブルを起こしやすい．
- 化学療法に伴い下痢になった場合は，年長児であっても倦怠感，嘔気などのために尿パッドやおむつ着用となることもある．
- 発症時期により早期性のものと遅発性のものに分けられる．

1）早期性下痢

- 抗がん剤投与当日，24時間以内に起こる下痢で，イリノテカンで頻発する．
- イリノテカンの作用で神経伝達物質であるアセチルコリンがはたらいて副交感神経が活性化され，腸の蠕動運動が更進し，腸の内容物が急激に通過するために，水分が吸収されずに下痢になる．

2）遅発性下痢

- 抗がん剤投与数日後に発症する下痢で，細胞分裂の速い消化管の粘膜を抗がん剤が傷害するために生じる．
- 腸粘膜の絨毛が萎縮・脱落して粘膜のひだが平坦になり，栄養や水分を吸収できない状態になるため，水分を多く含んだ下痢になる．
- 白血球が減少し，免疫力が低下すると腸管感染を起こしたり，肛門周囲の皮膚損傷から感染症をまねいて重篤になることがあるため，注意が必要である．

乾燥性皮膚炎を生じた場合

- 皮膚が乾燥するとバリア機能の低下をまねき，外からの刺激やアレルゲンが侵入しやすくなり，痒みを生じる（❷）．
- 痒みがあると引っ掻いてしまうため，湿疹や傷ができ，さらに痒みが増すという悪循環になる．
- 好中球減少時には，掻破部位は感染源になりうる．

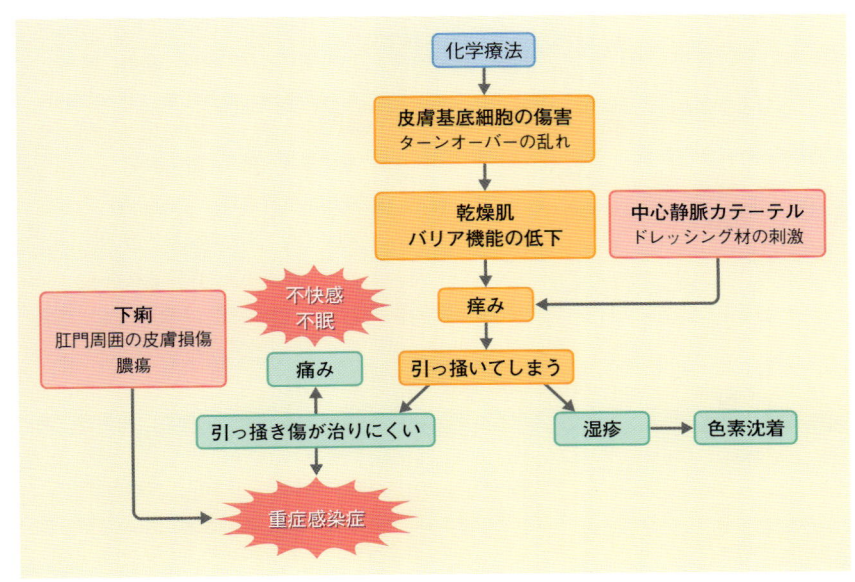

❷ 乾燥肌がもたらす事象

⭐ 中心静脈カテーテルが挿入されている場合

- 挿入部の皮膚の感染や，固定のためのドレッシング材の刺激により瘙痒感や発赤，色素沈着などを起こすことがある．
- 十分に固定・保護をしていても小児が掻きむしってドレッシング材が剥がれ，カテーテルの自己（事故）抜去の危険性があったり，必要以上の固定によりスキントラブルを生じたりすることもある．

⭐ 好中球が減少した場合

- 皮膚の小さな傷であっても，傷の治癒が遅れたり，感染症を引き起こし，生命にかかわる重篤な状態となることもある．
- 皮膚症状が重症化した場合は，抗がん剤の減量や中止が必要になる場合がある．

化学療法中の小児の特徴とスキンケア

- 皮が剥けたり爪が割れたりすることで不快な思いをしたり，皮膚の瘙痒感や疼痛が強くなることで遊びや睡眠が障害されるなど，日常生活が制限されたりする．
- 小児は，皮膚症状や痛み，違和感などを主体的に訴えることができない年齢・発達段階にあるうえ，無意識に皮膚を傷つけてしまったり，セルフケアが十分にできなかったりする．
- 化学療法に伴う倦怠感や嘔気などから清潔ケアができなくなると皮膚の清潔が保たれずに，スキントラブルにつながることがある．
- 化学療法を受ける小児にかかわる際には，十分な観察（❸）や予防的なスキンケアとともに，早期に異常を発見・対処することが重要である（❹）．

❸ 観察のポイント

① 年齢，性別，疾患
② 抗がん剤の種類（皮膚障害を起こしやすい抗がん剤，下痢を起こしやすい抗がん剤，放射線療法との併用により皮膚炎が悪化しやすい抗がん剤など），投与量，投与期間
③ 放射線療法との併用の有無，放射線照射部位，照射線量
④ 皮膚状態（乾燥，色素沈着，紅斑，落屑，発疹，発赤，びらん，皮膚剥離，亀裂，浮腫，水疱，滲出液，出血，瘙痒感，疼痛，ヒリヒリ感，チクチク感など）
⑤ 抗がん剤投与前のスキントラブルの有無，治療中のスキントラブルの既往
⑥ スキンケア方法
⑦ 全身状態（栄養状態，骨髄抑制，下痢，皮膚疾患や糖尿病などの既往，副腎ステロイド剤の長期使用など）
⑧ 医療用テープやドレッシング材によるスキントラブルの既往
⑨ 排泄物の性状・回数，おむつ着用の有無
⑩ 中心静脈カテーテル挿入の有無

❹ 皮膚障害を起こしやすい抗がん剤

一般名	症状
シクロホスファミド	色素沈着，爪の変形・変色，脱毛
エトポシド	紅斑，瘙痒，色素沈着，手足症候群，脱毛
ビンクリスチン	皮膚落屑，発汗亢進，脱毛
シスプラチン	瘙痒，色素沈着
ドキソルビシン	色素沈着，手足症候群，脱毛
シタラビン	紅斑，色素沈着，手足症候群
メトトレキサート	紅斑，色素沈着，光線過敏症，手足症候群
ブスルファン	色素沈着
フルオロウラシル	色素沈着，手足症候群，放射線皮膚炎悪化
ダカルバジン	紅斑性発疹，蕁麻疹，光線過敏症
ブレオマイシン	皮膚肥厚，色素沈着，爪の変形・変色，脱毛

★ 乾燥性皮膚炎・瘙痒感・色素沈着・爪の変化などへのケア

- 抗がん剤による影響を完全に予防することは困難であるが，症状が出る前から保清，保湿，保護に努めたスキンケアをすることで，症状の悪化や二次的な障害を防ぐことができる．

1) 保清

- 皮膚に付着している古い角質や汗・皮脂，埃や軟膏などの汚れの付着は，皮膚の新陳代謝のサイクルを妨げたり，細菌，真菌などの繁殖へとつながる．
- 皮膚の清潔を保つため，入浴やシャワー浴を行うとともに，全身の皮膚状態を観察する．
- 熱いお湯でのシャワー浴や長湯は，皮脂の喪失や瘙痒感につながるため避ける．

洗浄剤

- 皮膚のpHに近い弱酸性で，ノンアルコール，無香料，保湿剤含有など低刺激性のものを使用する．血小板の減少に伴い，皮膚を強くこすり過ぎると皮下出血が生じるため，洗浄時は，洗浄剤をよく泡立てて，皮膚をこすらないようにして，泡でやさしく洗う．
- 低刺激性の洗浄剤を用いても，皮膚に洗浄剤が残ったままだと瘙痒感や皮膚への刺激となるため，十分に洗い流す．

> **注意** ●ブラシやナイロン製，麻製のタオルでこすることで，小児の薄い皮膚を傷つけてしまうことがある．それらの使用は避け，手で泡を転がすように洗う．

スキントラブルがある場合

- テープやドレッシング材を貼った部位に皮膚剥離やびらんなどのスキントラブルがある場合は，洗浄剤がしみて痛い．洗浄剤はつけずに微温湯で流すのみにする．

中心静脈カテーテルが挿入されている場合

- 防水性のドレッシング材を貼り，カテーテル挿入部がお湯で濡れないように保護し，シャワー浴や下半身のみの入浴とする．

好中球が減少した場合

- 好中球の減少時であっても，発熱や貧血・出血傾向などがなければ，シャワー浴を行い皮膚の清潔を保つようにする．
- 乳幼児であれば，ベッドサイドでベースンやベビーバスを使用して沐浴をする．

洗髪

- 低刺激性のシャンプーやコンディショナーを使用し，よく泡立ててやさしく洗う．無理に毛髪を引っ張ったり，頭皮をこすり過ぎないようにする．
- 毛髪がほとんど抜けている場合は，頭皮の乾燥を防ぐために，頻回な洗髪やドライヤーの使用を避け，乾いたタオルで軽く押さえ拭きして乾かす．ブラシはやわらかく目の粗いもので軽く整える．

シャワー浴ができない場合

- 貧血・出血傾向が強かったり，抗がん剤投与中で嘔気，倦怠感などがありシャワー浴ができない場合は，全身清拭とともに手浴，足浴，陰部洗浄などの部分的な洗浄を行う．
- 頻回な洗浄は，皮脂を取り過ぎて皮膚のバリア機能を損なうため，洗浄剤を用いた陰部洗浄は1〜2回/日にとどめる．

2) 保湿

- 入浴やシャワー浴後の濡れた皮膚は皮膚から水分が蒸発しやすいので，やわらかいタオルですばやく押さえ拭きし，必ず保湿剤や尿素含有剤を塗布する．保湿剤は清潔ケア後だけではなく，2〜3回/日程度塗布し保湿に努める．
- 保湿剤は，皮膚をこすらないように注意し，身体全体にやさしく伸ばす．入浴剤を用いる場合は，岩塩タイプや温泉成分など皮膚に刺激となるものは避け，保湿成分入りの入浴剤を使用する．

> **Point**
> ◎化学療法は長期にわたるため，皮膚障害がゆっくりと進む．乾燥や色素沈着などには気付きにくいが，乾燥や瘙痒感が出てからケアをするのではなく，初めから保湿に努めることが，スキントラブルの予防につながる．

3) 保護

- 下着や衣服で皮膚を締め付け過ぎないように，ゆったりとしたデザインで，綿などの素材を選ぶ．チクチクするウールや化学繊維の素材は避ける．
- 医療用テープやドレッシング材は，肌にやさしいものを選択し，必要最低限の長さ・範囲で使用する．
- 乳幼児が入眠時に無意識に皮膚を搔破してしまう場合には，手にミトンなどをつける．
- 紫外線の強い時期には，外出時に長袖の衣服，帽子などを身につけたり，小児用の低刺激性の日焼け止めを使用する．
- 脱毛している場合は，頭皮が傷つくのを防ぐため，帽子やバンダナ，ウィッグなどをつける．

陰部・臀部のスキンケア

- 下痢を生じやすい抗がん剤（❺）を投与される患児や特に皮膚が脆弱でおむつを着用している乳幼児，これまでの治療経過中に陰部・臀部のスキントラブルを生じた既往のある患児らに対しては，皮膚損傷が生じる前から予防的に肛門周囲に白色ワセリンや亜鉛化軟膏などを塗布し皮膚を保護しておく（❻）．
- 軟膏は1回/日，オイルでやさしく落として皮膚状態を観察する．疼痛や瘙痒感などの自覚症状がなくても，発赤や皮膚剥離，肛門周囲膿瘍などが生じている場合がある．
- 易感染状態では，肛門周囲の皮膚損傷が重篤な感染症をまねくことがあるため，異常の早期発見に努める．
- 過度な洗浄は皮脂を奪うため，洗浄剤を用いて洗浄するのは1回/日程度とし，それ以外は便の汚れをつまむようにして取り去り，軟膏を重ね塗りする．発赤や皮膚剥離が生じた場合には，市販のお尻拭きも刺激となり得るため，濡らしたコットンを用いる．
- 家族が清潔を保持しようとして過度に洗浄したり，おむつ交換のたびに軟膏を拭き取って皮膚をこすってしまうことがある．保清，保護に留意したケア方法を家族へ指導することも重要である．
- 年長児でトイレへ歩行可能な患児は，排便後に温水洗浄機能のあるトイレで洗浄し清潔を保持する．水様便が頻回な場合には肛門周囲に軟膏を塗布し尿パッドを使用することもある．

❺ 下痢を生じやすい抗がん剤

イリノテカン
エトポシド
フルオロウラシル
シタラビン
メトトレキサート
ドキソルビシン　など

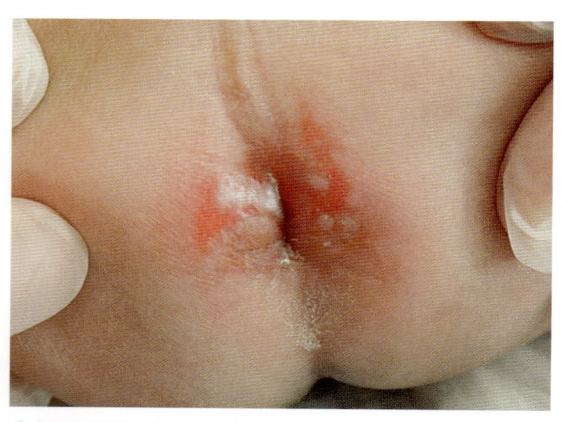

❻ 肛門周囲に生じたびらん

中心静脈カテーテル固定時のスキンケア

- 抗がん剤が皮下に漏出した場合には壊死を起こすことも多く，また小児の場合には血管確保が困難なことが多いため，中心静脈カテーテルが挿入されることが多い．
- 中心静脈カテーテルの固定には，肌にやさしいドレッシング材を用いる．ドレッシング材が同一部位に貼られ続けたり，何度も貼ったり剥がしたりすることは皮膚への刺激となる．
- 剥がすときにはオイル含有のリムーバーを用いて愛護的にしたり，ドレッシング材の向きをずらして貼る．

固定方法

- カテーテルをテープで固定するときは直接皮膚にテープが付かないよう，フィルムドレッシング材を下貼りする．
- 腹臥位をとることが多い乳幼児は，カテーテルのクランプ部分が腹部にあたって皮膚損傷を起こしやすいため，ガーゼなどで保護する（❼）．
- 中心静脈カテーテル挿入部周囲の皮膚に発疹や皮膚剥離が生じ，ドレッシング材を直接貼用することができない場合は，創傷被覆材を下貼りし，その上にドレッシング材を貼るなどの工夫をする．

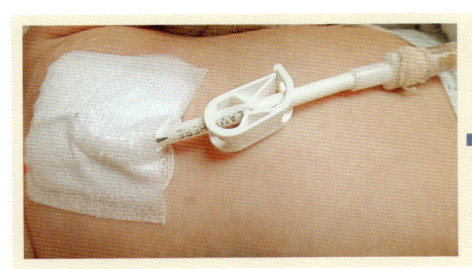

クランプ部をガーゼで巻いて皮膚を保護する

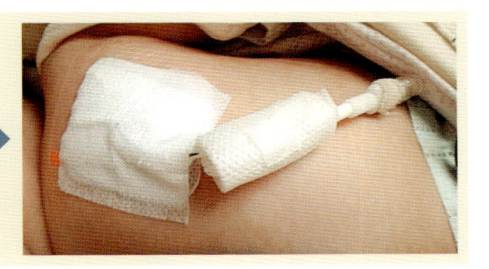

❼中心静脈カテーテルの固定方法

脱毛へのスキンケア

- 毛髪は，細胞の分裂が活発であり，頭髪は最も脱毛が発現する場所である．また，眉毛，睫毛，陰毛，腋毛などにも脱毛が生じる．
- 脱毛は抗がん剤投与後2〜3週間後から始まり，3〜4週間続く．最後の抗がん剤投与から3〜6か月頃には再生が始まるが，色調の変化（白髪や茶髪）や髪質の変化（くせ毛）がみられることがある．
- 脱毛を予防する有効なケアはないため，脱毛について正しい知識や情報を提供することで，あらかじめ十分な理解を得ておくことが大切である．
- 脱毛により頭皮は紫外線によるダメージや寒冷刺激，外傷も受けやすくなる．好中球の減少時には毛嚢炎を生じたり，睫毛が抜けることで眼球に埃などの異物が入りやすくなる．

対処法

- 頭皮の保護，毛髪の散乱防止，整容のため，ウィッグ，帽子，バンダナなどを使用する．
- 頭皮を傷つけないように爪は短く切る．
- 脱毛が起きる際にピリピリ感を感じることがある．洗髪するときは低刺激性のシャンプー，コンディショナーでやさしく洗う．
- 頭皮，毛髪への負担を減らすため，ドライヤーを使用する場合には低めの温度にしたり，やわらかく目の粗いブラシで整える．

手足症候群へのスキンケア

- 手足症候群では，四肢末端部に，紅斑や色素沈着，疼痛，発赤，腫脹，水疱，びらんなどを生じる（❽）．手掌や足底は角化や落屑が著明となって亀裂を生じ，知覚過敏，歩行困難，物がつかめないなど，日常生活に支障をきたす．

スキンケア

- 日焼けを避け，皮膚への過度な圧力や摩擦を防ぎ，尿素系保湿剤をこまめに塗る．
- ゆったりとしたサイズの手袋や靴下をつけて入眠したり，きつい靴を履かない．
- 水疱，びらんが生じている場合には，保湿剤と副腎皮質ステロイド外用剤を塗布し，皮膚を清潔に保ち二次感染を防ぐ．

（釼持　瞳）

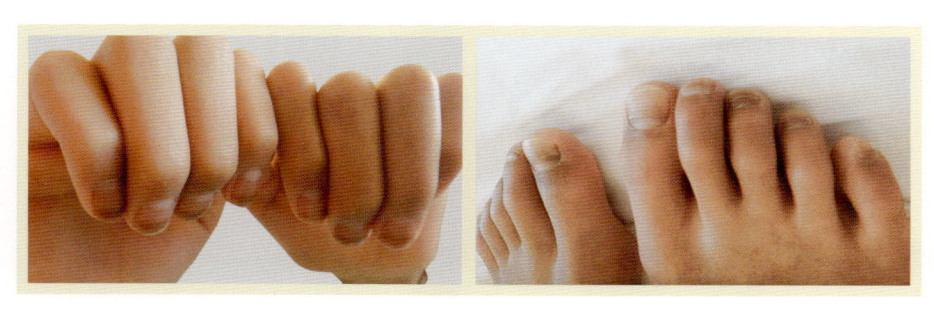

❽四肢末端部の色素沈着

3 医療用テープの選択・使用方法

小児の皮膚は薄くてやわらかいため，テープを貼付・剥離することによりスキントラブルを生じる可能性がある．テープを貼付・剥離する際は，小児の特徴を踏まえて適切な方法で行うことが重要である．

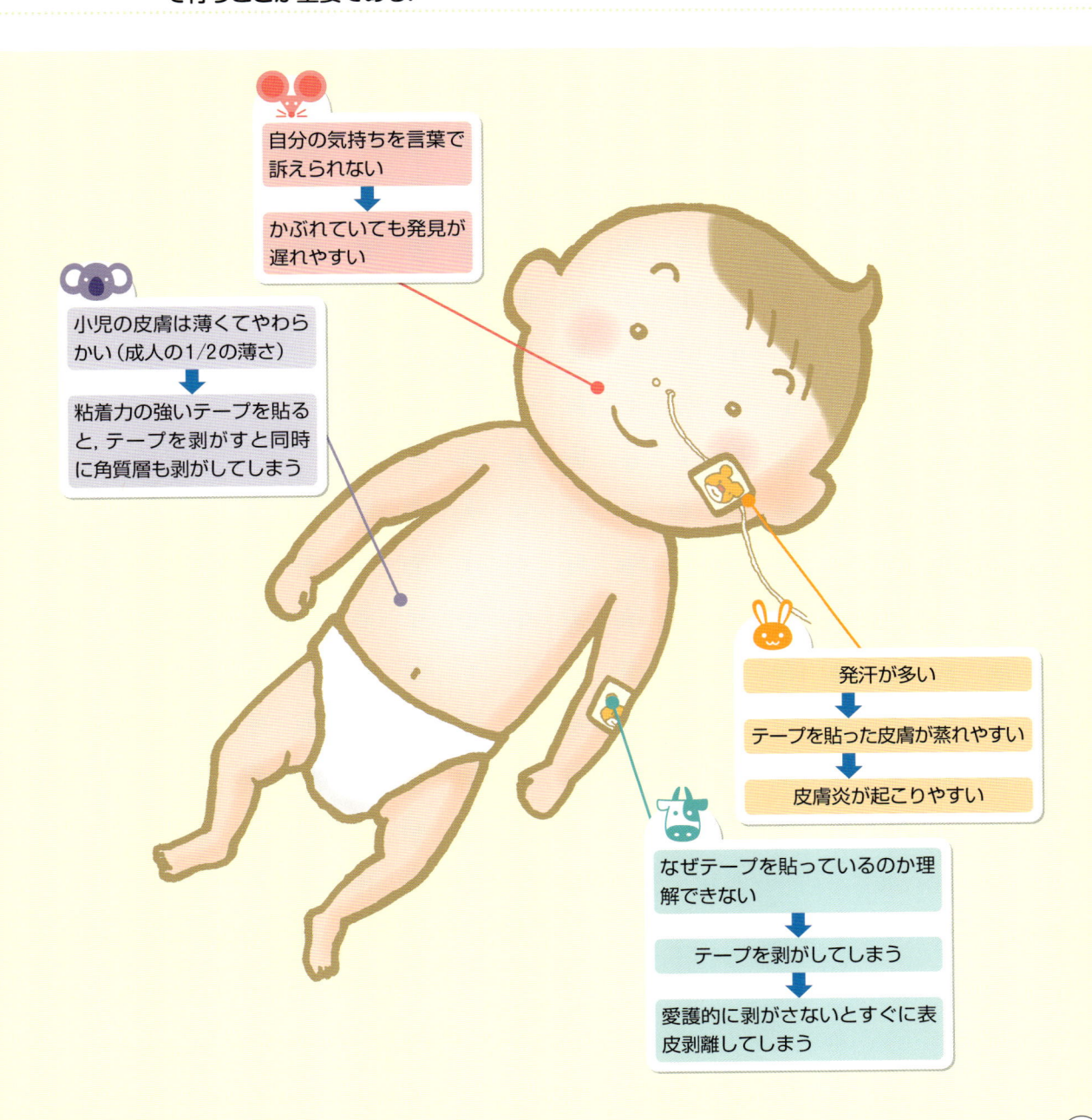

自分の気持ちを言葉で訴えられない
↓
かぶれていても発見が遅れやすい

小児の皮膚は薄くてやわらかい（成人の1/2の薄さ）
↓
粘着力の強いテープを貼ると，テープを剥がすと同時に角質層も剥がしてしまう

発汗が多い
↓
テープを貼った皮膚が蒸れやすい
↓
皮膚炎が起こりやすい

なぜテープを貼っているのか理解できない
↓
テープを剥がしてしまう
↓
愛護的に剥がさないとすぐに表皮剥離してしまう

医療用テープによる皮膚障害のリスクとアセスメント

医療用テープを貼付している患児の皮膚障害のリスク

- 幼児の皮膚の厚さは成人の1/2程度しかなく，成人に比べ構造的，機能的に未発達で，薄くやわらかく，刺激を受けやすい[1]．
- 発汗の多い小児では，テープを貼付することで蒸散障害が生じ浸軟のリスクが高くなる．
- 物理的刺激に対して脆弱な小児の皮膚に粘着力が強いテープを使用すると，テープを剥がすと同時に角質層を剥がしてしまう．
- さらに，テープの支持体の硬さからくるストレスや，誤ったテープ固定による水疱形成のリスク，テープ中のアレルゲンの侵入といったリスクもある．
- テープを貼付している小児においては，皮膚障害を起こす可能性が高いといえる（❶）[2]．

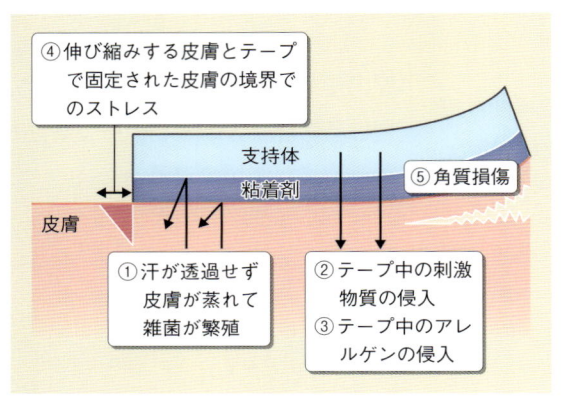

❶ テープかぶれを引き起こす原因
（木之下隆士：医療用粘着テープの知識．日本創傷・オストミー・失禁ケア研究会誌 2000；4（2）：4[2] より）

医療用テープによる皮膚障害のアセスメント

1）浸軟

- 浸軟とは「水に浸漬して角質層の水分が増加し，一過性に体積が増えてふやけることで，可逆性の変化」である[3]．
- 水蒸気透過性の低いテープの使用や，同一部位への繰り返しの貼付により皮膚の不感蒸泄が障害された場合は，テープ貼付部位に浸軟のリスクが高くなる．
- 浸軟した皮膚は角質細胞の隙間が多くなり，化学物質の侵入が容易となるため，皮膚炎を引き起こしやすくなる．
- また，毛嚢の開口部がテープで塞がれることで，毛嚢の細菌の繁殖がより盛んになり，感染のリスクも高まる．
- さらに，角質細胞同士の結びつきが弱いため，外力（剥離刺激やずれ）により，容易に皮膚障害を起こす．

2）表皮剥離

- 頻回な剥離刺激が加わった場合や，強い粘着力のテープを使用した場合，テープの剥離方法を誤った場合は，表皮剥離のリスクが高くなる．

3）緊張性水疱

- テープを引っ張って貼付した際にテープが元に戻ろうとする力や，肘や膝などの屈曲部にかかる力が要因となり，水疱を形成する．
- 表皮と真皮の結合が弱い小児や，低栄養，浮腫，局所の循環不全などの状態にある小児も緊張性水疱のリスクが高くなる．

3 医療用テープの選択・使用方法

医療用テープの正しい貼り方・剥がし方

正しい貼り方

- テープを貼る際は引っ張って貼らないこと．このような方法で貼付すると，テープが元の長さに縮もうとする力により皮膚が引っ張られ，水疱を形成するリスクがある．
- テープの中央から両側に向かって押さえながら貼ることで，皮膚への負担が軽減できる（❷）．
- 脆弱な皮膚状態にある患児に粘着力が強いテープを使用する場合は，あらかじめテープに裏打ちをするなどして，粘着面を必要最小限にする（❸）．あるいは貼付部位に皮膚被膜剤（❹）を散布し，その上からテープを貼付することで，剥離刺激を軽減させるなど工夫が必要である．
- 特に皮膚が脆弱な場合には，あらかじめ薄いハイドロコロイドドレッシング材を貼ってからテープを貼付することで表皮剥離や緊張性水疱を予防する（❺）．
- 屈曲する部位にテープを貼付する場合は，あらかじめテープに切込みを入れて力を逃がしたり，屈曲部を半分程度曲げた状態で貼付することで，曲げ伸ばしした際に，皮膚に無理な力がかから

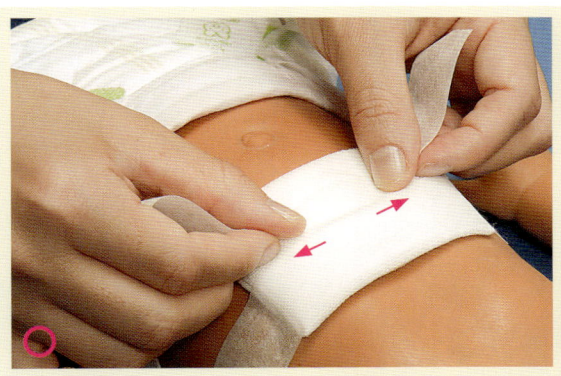

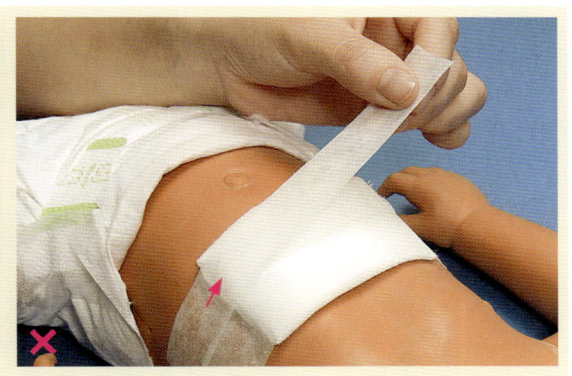

正しい貼り方　　　間違った貼り方

❷ テープの貼付方法

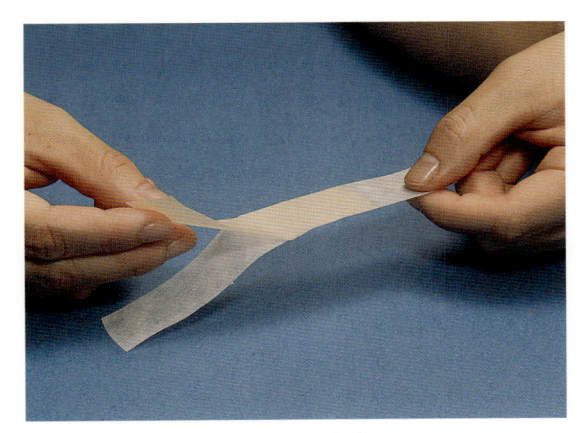

❸ 粘着力の強いテープの使用方法
粘着力の強いテープの場合は，裏側にテープを貼って粘着面を最小限にする．

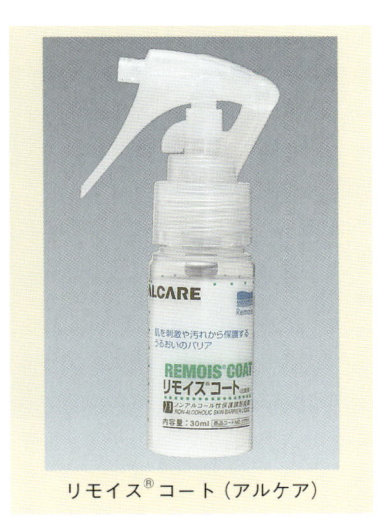

リモイス®コート（アルケア）　　❹ 皮膚被膜剤

7章 特別な治療が必要な患児のスキンケア

ず，剥離や緊張性水疱を予防できる（❻）．
- ドレーンを固定する場合は，Ω固定をすることでドレーンによる皮膚への圧迫を軽減でき，動きが多い小児の場合でも剥がれにくくなる（❼）．

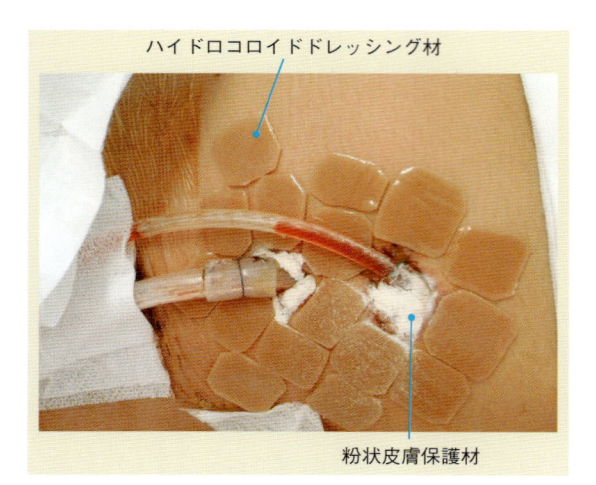

❺ 特に脆弱な皮膚への貼付方法
皮膚が多量の滲出液により浸軟し，ドレーンの固定が難しい場合は，ハイドロコロイドドレッシング材をあらかじめ貼付する．

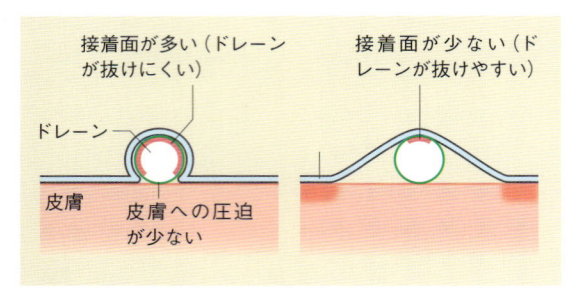

❼ ドレーンの固定方法（Ω固定）
接着面が多いとドレーンが抜けにくくなり，皮膚への負担も軽減できる（Ω固定）．接着面が少ないとドレーンが抜けやすくなり，頻回な再固定により皮膚への負担が増加する．

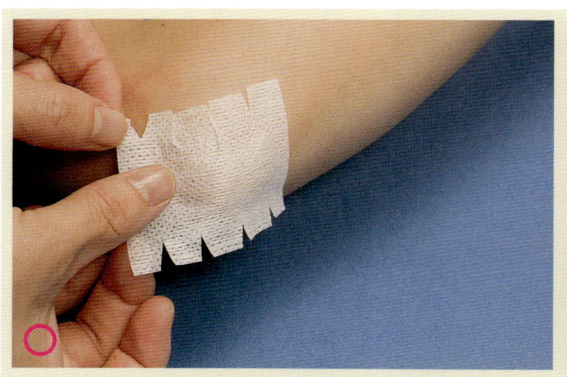

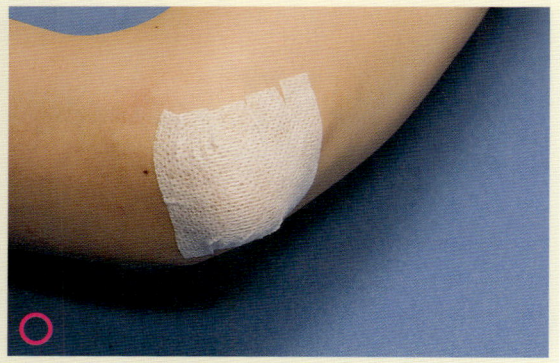

正しい貼り方：屈曲部にテープを貼付する場合には，切込みを入れ，屈曲した状態で貼付する．

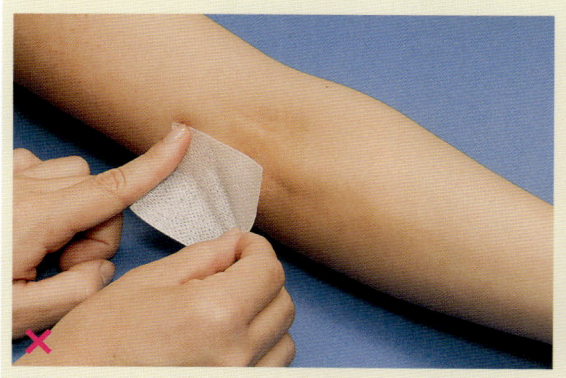

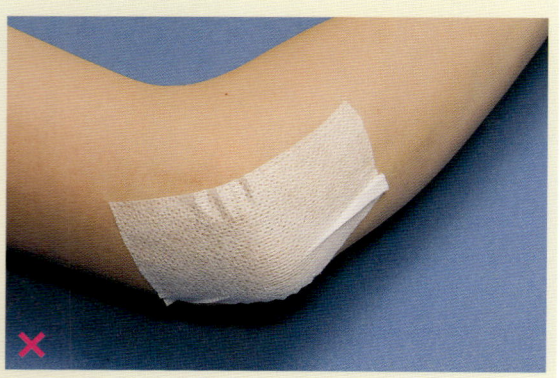

間違った貼り方：切込みを入れず，腕を伸ばした状態で貼付すると剥がれやすく，皮膚に負担がかかる．

❻ 屈曲部位への貼付方法

3 医療用テープの選択・使用方法

⭐ 正しい剥がし方

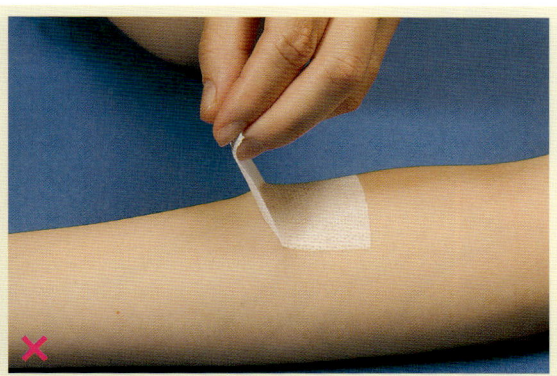

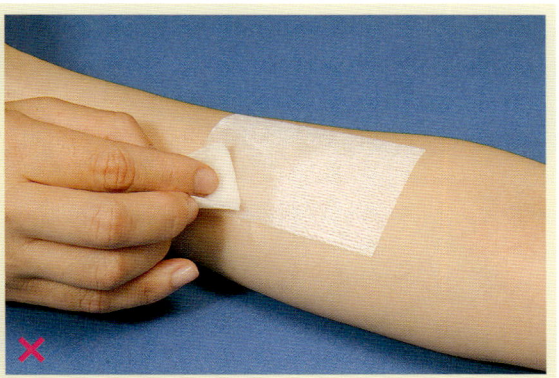

- 固定用テープを剥がす場合は，周囲の皮膚を片手で抑え，毛並みに逆らわない方向でゆっくりと剥がす．このとき，皮膚とテープの角度を90°以上にして剥がすことで，剥離刺激が軽減できる(❽).
- 粘着力の強いテープを剥がす場合は，前述の方法に加えて粘着剥離剤を使用する(❾, ❿).
- ポリウレタンフィルムを剥がす場合は，皮膚に対して水平方向に引き伸ばしながら剥がすことで剥離刺激を軽減できる(⓫).
- 同一部位に繰り返しテープを貼付する場合は，皮膚被膜剤を使用することを検討する．
- テープを剥がした後は，弱酸性の洗浄剤での洗浄または清拭を行い，皮膚障害を予防する．

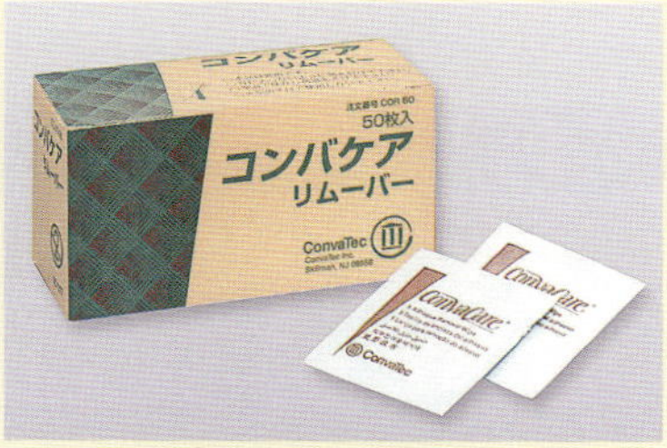

コンバケア® リムーバー（コンバテックジャパン）

❾ 粘着剥離剤

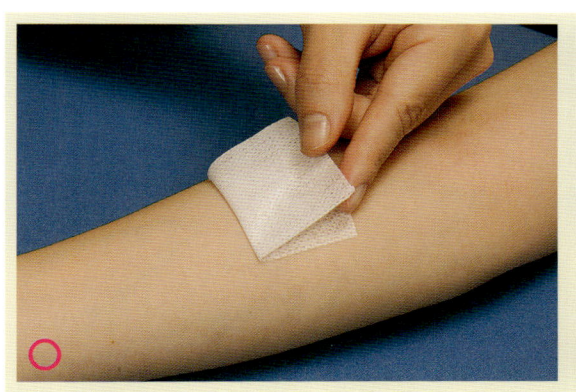

| ○ 正しい剥がし方 | × 間違った剥がし方 |

❽ テープの剥離方法

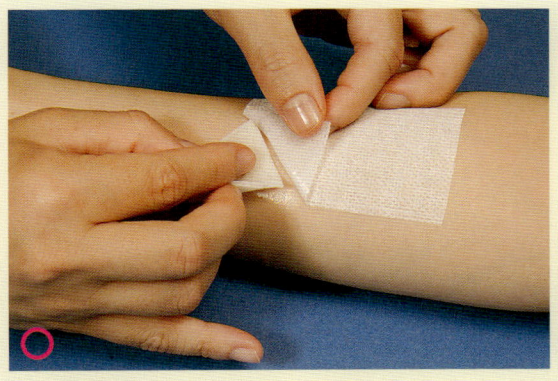

| ○ 正しい剥がし方 | × 間違った剥がし方 |

❿ 粘着剥離剤の使い方
粘着剥離剤はテープの上からではなく，テープの端部からしみ込ませるようにしてゆっくりと剥がしていく．

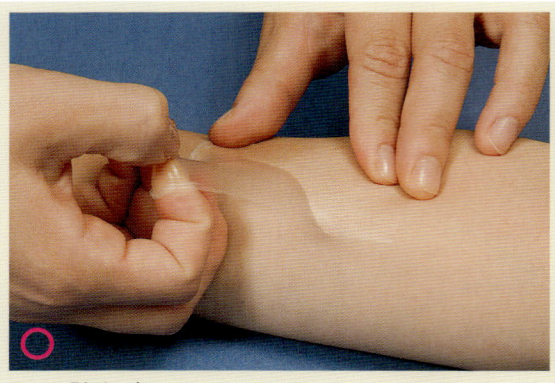

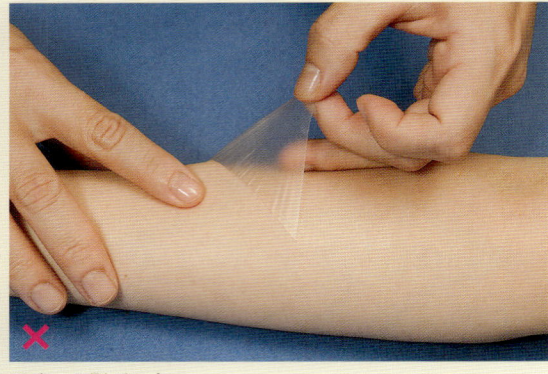

| 正しい剥がし方 | 間違った剥がし方 |

❶ ポリウレタンフィルムの剥離方法

（奥田裕美）

●文献
1) 向久保寿恵, 川上理子：幼児のスキンケア. 小児看護 2006；29(10)：1322.
2) 木之下隆士：医療用粘着テープの知識. 日本創傷・オストミー・失禁ケア研究会誌 2000；4(2)：4.
3) 日本看護協会認定看護師制度委員会創傷ケア基準検討会編著：スキンケアガイダンス. 日本看護協会出版会；2002. p.91-100.

索引

あ
亜急性硬化性全脳炎　53
浅い褥瘡　48
アフタ　25
アポクリン汗腺　13, 15
アルギン酸塩　22
泡のはたらき　3
安定期　18

い
移植片対宿主病　49
板状皮膚保護材　37
一次止血　17
イリノテカン　109
医療用テープによる皮膚障害　116
胃瘻　80
胃瘻カテーテルの種類　89
胃瘻カテーテルの腹腔内迷入　84
胃瘻管理　87
胃瘻造設術　81
　──後の合併症　81
胃瘻造設の適応となる病態　80
胃瘻の構造　88
胃瘻部感染　83
陰部・臀部のスキンケア　112

え
エクリン汗腺　13, 15
エモリエント効果　5
エラスチン　11
炎症期　17
炎症所見　18
炎症性細胞　17
炎症の4主徴　17

お
おむつ皮膚炎　31, 35
　──の原因　31
　──の特徴　31
　──の発生機序　32
Ω固定　118

か
ガーゼの問題点　22
界面活性剤　3
潰瘍　24, 89
カエル様肢位　58
化学療法　109
角化細胞　10
角質細胞間脂質　2, 5
角質層　2
角層（角質層）　10, 14
過剰な外旋　58
カテーテルの固定方法　93
痂皮　26
紙おむつ　31
　──の構造　31
顆粒層　11, 14
カンジダ性皮膚炎　31
関節液　56
関節拘縮　56
関節の構造　56
汗腺　12, 15
感染創に対して用いる軟膏　22
感染の有無　20
乾燥性皮膚炎　109
乾皮症　26

き
気管切開　96
　──口のケア　98
基底層　11, 14
起泡　3
丘疹　25
急性期褥瘡　50
仰臥位のポジショニング　58
魚鱗癬　26

亀裂　24
緊張性水疱　116
緊満性水疱　25

く
屈曲部位への貼付方法　118

け
鶏眼　26
経皮吸収機能　5
経皮内視鏡的胃瘻造設術　81
血痂　26
血管・神経系　14
血腫　24
結節　25
血疱　25
ケラチノサイト　5
下痢　33, 109
ケロイド　26

こ
抗がん剤　107
膠原線維　11, 18
合成界面活性剤　4
紅斑　24
肛門周囲皮膚炎　32, 33
呼吸理学療法　61
粉状皮膚保護材　36
コラーゲン　6, 11, 18

さ
再生治癒　16
在宅移行時のストーマケア　73
サイトカイン　17
座位のポジショニング　60
細胞外基質　18
鎖肛　67

し

弛緩性水疱　25
色素細胞　10, 11, 14
色素斑　25
脂腺　12, 15
　──と汗腺の構造　12
紫斑　24
周手術期のストーマケア　71
術直後のストーマケア　72
種痘様水疱　25
腫瘤　25
消化管ストーマ　64
　──の種類　66
小水疱　25
小腸閉鎖　67
褥瘡危険因子評価表　40
褥瘡状態判定スケール　47
褥瘡の好発部位　54
褥瘡の予防方法　56
褥瘡予防治療計画書　44
褥瘡予防の手順　55
褥瘡リスクアセスメント　40
腎盂カテーテル　92
滲出液と治癒過程　20
滲出液の量や性状　19
滲出性紅斑　24
唇状瘻　84
新生児　102
新生毛細血管　18
浸軟　33, 116
真皮　11, 14
　──の構造　12
蕁麻疹　26

す

水分保持機能　2
水疱　25
　──の分類　26
スキンケアの方法　3
ストーマ　64
　──サイトマーキング　66
　──早期合併症　72
　──装具　68
　──創の特徴　71

せ

清潔　3
成熟期　18
石けん　4
セラミド　2, 6
線維芽細胞　11, 18
洗浄　3
　──剤　3

そ

早期性下痢　109
爪甲　13
双孔式ストーマ　66
爪床　13
創傷治癒の遅延にかかわる因子　20
創傷治癒反応　16
　──の種類　16
創傷の治癒過程　17
創傷保護材の選択　21
増殖期　18
創の深さと治癒過程　16
爪母　13

た

体格の違い　55
脱毛へのスキンケア　113
俵固定　94
単核球　17
単孔式ストーマ　66
弾性線維　11
単品系装具　68

ち

遅発性下痢　109
中心静脈カテーテル　110
　──の固定方法　113
チューブ・バルーン型　91
チューブ・バンパー型　91
直腸肛門奇形　67

つ

ツーピース装具　68
爪の構造　13

て

手足症候群へのスキンケア　114
低出生体重児　49, 102
　──のケアプラン　106
テープかぶれ　116
テープの貼付方法　117
テープの剥離方法　119
デルマドローム　49
天然保湿因子　2, 5

と

トイレットトレーニング　77
ドレーンの固定方法　118
ドレッシング材の種類　21
貪食細胞　17

な

軟膏　22

に

肉芽形成期　18
肉芽組織　18
二次止血　17
日常生活自立度　40
二品系装具　68
二連銃式（ダブルバレル式）ストーマ　66

ぬ

布おむつ　32

ね

粘着剥離剤　119

の

囊腫　25
膿疱　25
膿瘍　83

索引

は

排泄障害　33
ハイドロコロイド　21
ハイドロジェル　21
ハイドロポリマー　21
白斑　25
バリア機能　2
瘢痕　26
　──組織　18
　──治癒　16

ひ

ヒアルロン酸　6
皮下組織　11
肥厚性瘢痕　19
皮脂　2
　──分泌量　12
　──膜　4
皮疹　23
皮膚幹細胞　13
皮膚色素　25
皮膚断面図　10
皮膚の厚さ　2
皮膚の解剖・生理　10
皮膚の構成細胞　11
皮膚被膜剤　35, 117
皮膚表面の環境　4
皮膚付属器　12, 15
皮膚保護オイル　35
皮膚保護クリーム　35
皮膚保護材　68
表皮　10, 14
　──剥離　23, 116
びらん　23, 88
　──のケア　36
ヒルシュスプルング病　67

ふ

フィブリン　17
深い褥瘡　49
腹臥位のポジショニング　60
腹膜炎　84

浮腫　49
　──性紅斑　24
不良肉芽　89
ブレーデンQスケール　40
ブレーデンスケール　40
分離式ストーマ　66

へ

胼胝　26
便に含まれる刺激物　33

ほ

保育器内の準備　103
保育器の設定温度・湿度　104
蜂窩織炎　83
保護　6
ポジショニング　54
　──の実際　57
保湿　4
　──剤の種類　5
　──に影響する成分　6
ボタン・バルーン型　90
ボタン・バンパー型　90
発疹　23
発赤　88
　──の判定方法　48
ポリウレタンフィルムの剥離方法　120
ポリウレタンフォーム　21

ま

マーキングディスク　66
マクロファージ　17
慢性期褥瘡　52

み

右側臥位のポジショニング　59
右半側臥位のポジショニング　59
右半腹臥位のポジショニング　60

む

無気肺　61

め

メラニン　11, 25
　──合成能　14

も

モイスチャライザー効果　5
毛器官　13
　──の構造　13
毛囊　13
モニター装着部　104

ゆ

有棘層　11, 14

ら

落屑　26

り

離断式ストーマ　66
立毛筋　13
鱗屑　26

る

ループ式ストーマ　66

ろ

瘻孔開大　83
瘻孔破壊　84

わ

ワンピース装具　68

数字

24時間のポジショニング計画　61

欧文

DESIGN　47
NICU　102
NMF　2, 5
OHスケール　44
PEG　81
SSPE　53

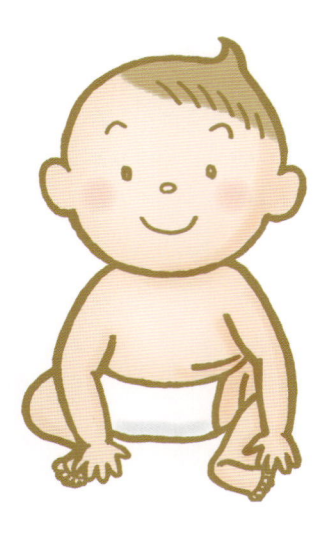

小児の状態別
スキンケア・ビジュアルガイド

2012年8月1日　初版　第1刷発行©〔検印省略〕

監　　修	国立成育医療研究センター看護部
責任編集	村松　恵（むらまつ　めぐみ）
発 行 者	平田　直
発 行 所	株式会社 中山書店

〒113-8666　東京都文京区白山 1-25-14
TEL 03-3813-1100（代表）
振替 00130-5-196565
http://www.nakayamashoten.co.jp/

DTP制作・装丁―――臼井弘志＋藤塚尚子（公和図書デザイン室）
印刷・製本―――株式会社シナノ

ISBN978-4-521-73534-4
Published by Nakayama Shoten. Co., Ltd. Printed in Japan
落丁・乱丁の場合はお取り替え致します

- 本書の複製権・上映権・譲渡権・公衆送信権（送信可能化権を含む）は株式会社中山書店が保有します．

- **JCOPY** <（社）出版者著作権管理機構　委託出版物>
本書の無断複写は著作権法上での例外を除き禁じられています．複写される場合は，そのつど事前に，（社）出版者著作権管理機構（電話 03-3513-6969，FAX 03-3513-6979，e-mail: info@jcopy.or.jp）の許諾を得てください．

- 本書をスキャン・デジタルデータ化するなどの複製を無許諾で行う行為は，著作権法上での限られた例外（「私的使用のための複製」など）を除き著作権法違反となります．なお，大学・病院・企業などにおいて，内部的に業務上使用する目的で上記の行為を行うことは，私的使用には該当せず違法です．また私的使用のためであっても，代行業者等の第三者に依頼して使用する本人以外の者が上記の行為を行うことは違法です．

小児看護ベストプラクティス Best Practice

小児医療・看護にかかわる
ホットなテーマをとり上げ，
タイムリーに提供!!

監修●及川郁子（聖路加看護大学小児看護学）
医学監修●渋谷和彦（東京都立小児総合医療センター）

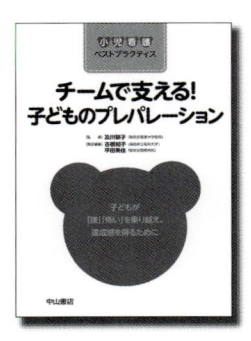

チームで支える！子どものプレパレーション

責任編集●古橋知子（福島県立医科大学）
平田美佳（聖路加国際病院）

ISBN978-4-521-73495-8

プレパレーションとは，子どもが主体的に病気と向き合うことを支援する方法論．本書にはそのエッセンスがわかりやすくまとめられている．

B5判／並製／288頁／定価（本体3,200円＋税）

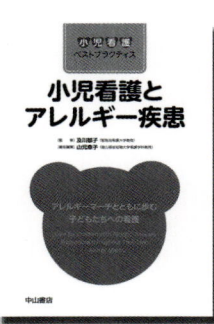

小児看護とアレルギー疾患
アレルギーマーチとともに歩む子どもたちへの看護

責任編集●山元恵子（富山福祉短期大学看護学科／春日部市立病院看護部）

ISBN978-4-521-73388-3

小児アレルギー疾患の患者数が増加傾向にある．事例や図，写真を用いて，看護師ができる病態の理解やケア，アセスメントを分かりやすく解説．

B5判／並製／292頁／定価（本体2,800円＋税）

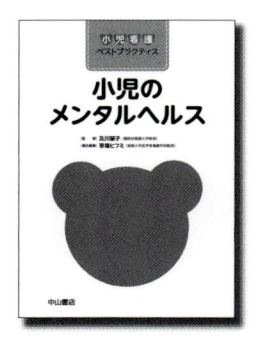

小児のメンタルヘルス

責任編集●草場ヒフミ（宮崎大学医学部看護学科）

ISBN978-4-521-73270-1

入院など患児のおかれた状況別，かかえる疾患や障害別，対応困難な子どもや虐待・家族へのメンタルヘルスなど，今日的課題への対応も掲載．

B5判／並製／272頁／定価（本体3,300円＋税）

近日刊行予定
小児看護管理
小児のフィジカルアセスメント

※配本順，タイトルなどは諸事情により変更する場合がございます．

中山書店 〒113-8666 東京都文京区白山1-25-14　TEL 03-3813-1100　FAX 03-3816-1015
http://www.nakayamashoten.co.jp/

**ナースが知っておきたい
子どもの感染症・予防接種の基礎知識を網羅！**

ナースのための小児感染症
予防と対策

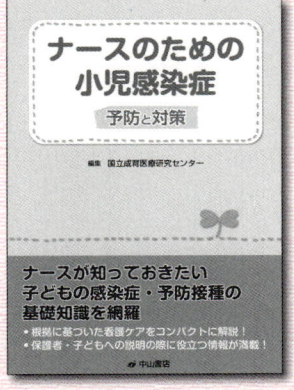

編集 ● **国立成育医療研究センター**

小児病棟の減少により，一般病棟や混合病棟で小児に関わる看護師が増えている．小児は，成人に比べると感染症にかかりやすいが，症状をうまく訴えられないため，発見・対応が遅れがちである．ひとたび感染症にかかると重篤になるリスクも高い．本書は，小児によくみられる感染症の基礎知識と小児の特性を踏まえた感染対策，看護ケアを1冊にまとめた．

B5判／並製／180頁／定価2,940円（本体2,800円＋税）
ISBN978-4-521-73237-4

CONTENTS

1章　小児病棟における感染症の特徴と管理
小児病棟における感染症の特徴と管理

2章　小児の感染症の症状と看護ケア
発熱／嘔吐／下痢／皮膚症状

3章　主な疾患・病態の基礎知識と看護のポイント
髄膜炎／尿路感染症／肺炎／細気管支炎／脳炎／蜂窩織炎／上気道炎：感冒（かぜ症候群）／急性胃腸炎／中耳炎／副鼻腔炎／麻疹／水痘・帯状疱疹／風疹／流行性耳下腺炎（ムンプス）／百日咳／インフルエンザ／クラミジア肺炎／マイコプラズマ肺炎／結核／RSウイルス／手足口病／アデノウイルス／単純ヘルペスウイルス／伝染性膿痂疹／アタマジラミ／腸管出血性大腸菌（O-157など）／ノロウイルス／ロタウイルス

4章　予防接種の基礎知識
予防接種の基礎知識

付録
1. 小児感染症早見表
2. 小児における抗菌薬の使い方の原則
3. 予防接種関連情報
4. 感染対策早見表
5. 手洗いの手順

中山書店　〒113-8666　東京都文京区白山1-25-14　TEL 03-3813-1100　FAX 03-3816-1015
http://www.nakayamashoten.co.jp/

中山書店の好評書シリーズ

ポケットナビシリーズ

各科病棟で遭遇する代表的な疾患について，病態や治療法，看護師のかかわり方などがコンパクトにわかりやすく解説されています．特によく遭遇する症状や急変への看護の流れを簡潔に示しており，確認したいときにポケットから取り出して読める心強い1冊です．

内視鏡技師・看護師ポケットナビ

編集●田村君英（平塚胃腸病院・日本消化器内視鏡技師会会長）

新書判／264頁／定価（3,800円＋税）

がん化学療法看護ポケットナビ

編集●本山清美（静岡県立静岡がんセンター／がん看護専門看護師）
　　　遠藤久美（静岡県立静岡がんセンター／がん看護専門看護師）

新書判／340頁／定価（2,400円＋税）

透析看護ポケットナビ

監修●岡山ミサ子（新生会第一病院看護部長）
　　　太田圭洋（医療法人新生会理事長）
編集●宮下美子（新生会第一病院看護師長）
　　　小川洋史（新生会第一病院院長）

新書判／248頁／定価（2,200円＋税）

脳卒中看護ポケットナビ

編集●森田明夫（NTT東日本関東病院脳神経外科部長，同脳卒中センター長）
　　　磯田礼子（NTT東日本関東病院看護部看護長）
　　　市川靖充（NTT東日本関東病院脳卒中センター副センター長・医長）
　　　稲川利光（NTT東日本関東病院リハビリテーション科部長，同脳卒中センター）

新書判／264頁／定価（本体1,900円＋税）

腎・泌尿器看護ポケットナビ

編集●磯﨑泰介（聖隷浜松病院腎センター長・腎臓内科部長）
　　　工藤真哉（聖隷浜松病院泌尿器科部長）

新書判／280頁／定価（本体2,000円＋税）

中山書店の好評書シリーズ

ポケットナビシリーズ

小児看護ポケットナビ

編集●斉藤理恵子（国立成育医療センター看護部長）
　　　早坂素子（国立成育医療センター看護師長）
　　　西海真理（国立成育医療センター小児看護専門看護師）

新書判／264頁／定価（本体1,800円＋税）

消化器看護ポケットナビ

編集●渡邊五朗（虎の門病院消化器外科部長・外科系総代）
　　　宗村美江子（虎の門病院副院長・看護部長）

新書判／224頁／定価（本体1,600円＋税）

呼吸器看護ポケットナビ

監修●近藤達也（国立国際医療センター戸山病院名誉院長）
　　　森山節子（国立国際医療センター戸山病院前看護部長）
編集●吉澤篤人（国立国際医療センター国府台病院呼吸器内科医長・同センター戸山病院元病棟医長）
　　　穴沢小百合（国立国際医療センター戸山病院副看護部長）

〈酸素吸入方法と吸入酸素濃度〉＆〈血液ガス分析の基準値〉カード付

新書判／232頁／定価（本体1,600円＋税）

循環器看護ポケットナビ

監修●住吉徹哉（榊原記念病院副院長・榊原記念クリニック院長）
編集●井口信雄（榊原記念病院循環器内科副部長）
　　　三浦稚郁子（榊原記念病院看護部長）

新書判／224頁／定価（本体1,500円＋税）

脳神経看護ポケットナビ

監修●落合慈之（NTT東日本関東病院院長）
　　　坂本すが（NTT東日本関東病院シニアアドバイザー・東京医療保健大学医療保健学部看護学科長）
編集●森田明夫（NTT東日本関東病院脳神経外科部長・同脳卒中センター長）
　　　磯田礼子（NTT東日本関東病院看護部看護長）

新書判／216頁／定価（本体1,500円＋税）

子どもたちの心にかかわるすべての人へ
児童青年精神医学の現在の到達点

子どもの心の診療シリーズ 全8冊＋別冊

- すぐに役立つプラクティカルな内容
- 最新の統計データを紹介
- 豊富な図表や事例呈示でわかりやすく解説
- 臨床の第一線で活躍する多彩な執筆陣
- 充実した参考文献欄

A5判／並製／各冊250〜380頁
本体予価3,500〜4,000円

●総編集
齊藤万比古（国立国際医療研究センター国府台病院）

●編集委員
本間博彰（宮城県子ども総合センター）
松本英夫（東海大学）
宮本信也（筑波大学）

●全冊の構成　　　　　　　　　　　　　●責任編集

1 子どもの心の診療入門	齊藤万比古	定価4,200円（本体4,000円+税）
2 発達障害とその周辺の問題	宮本信也，田中康雄	定価3,990円（本体3,800円+税）
3 子どもの身体表現性障害と摂食障害	宮本信也，生田憲正	定価3,990円（本体3,800円+税）
4 子どもの不安障害と抑うつ	松本英夫，傳田健三	定価4,095円（本体3,900円+税）
5 子ども虐待と関連する精神障害	本間博彰，小野善郎	定価3,780円（本体3,600円+税）
6 子どもの人格発達の障害	齊藤万比古，笠原麻里	定価3,990円（本体3,800円+税）
7 子どもの攻撃性と破壊的行動障害	本間博彰，小野善郎	定価3,990円（本体3,800円+税）
8 子どもの精神病性障害——統合失調症と双極性障害を中心に	松本英夫，飯田順三	定価3,990円（本体3,800円+税）
別冊 ポケット版 子どもの心の処方箋ガイドブック		

※タイトルは諸事情により変更する場合がございます。白抜き数字は既刊

中山書店　〒113-8666　東京都文京区白山1-25-14　TEL 03-3813-1100　FAX 03-3816-1015
http://www.nakayamashoten.co.jp/